# 薬剤による呼吸器障害

薬剤使用中はいつも呼吸器に注意を

編集
吉澤 靖之
Yasuyuki Yosizawa

克誠堂出版

# 執筆者一覧
(執筆順)

|  |  |
|---|---|
| 吉澤 靖之 | 東京医科歯科大学大学院医歯学総合研究科<br>医学系統合呼吸器病学分野 |
| 大野 彰二 | 国際医療福祉大学病院呼吸器センター内科 |
| 杉山 幸比古 | 自治医科大学呼吸器内科 |
| 安井 正英 | 金沢大学大学院医学系研究科細胞移植学呼吸器内科 |
| 藤村 政樹 | 金沢大学大学院医学系研究科細胞移植学呼吸器内科 |
| 本間 栄 | 東邦大学医療センター大森病院呼吸器センター内科 |
| 吉村 信行 | 国家公務員共済組合連合会平塚共済病院呼吸器科 |
| 石川 博一 | 筑波メディカルセンター病院呼吸器内科 |
| 大塚 盛男 | 筑波大学大学院人間総合科学研究科疾患制御医学専攻<br>呼吸器内科学分野 |
| 関沢 清久 | 筑波大学大学院人間総合科学研究科疾患制御医学専攻<br>呼吸器内科学分野 |
| 水口 正義 | 財団法人天理よろづ相談所病院呼吸器内科 |
| 馬庭 厚 | 財団法人天理よろづ相談所病院呼吸器内科 |
| 小橋 陽一郎 | 財団法人天理よろづ相談所病院病理部 |
| 田口 善夫 | 財団法人天理よろづ相談所病院呼吸器内科 |
| 吉田 耕一郎 | 昭和大学医学部臨床感染症学 |
| 松島 敏春 | 財団法人淳風会倉敷第一病院呼吸器センター |
| 山口 哲生 | JR東京総合病院呼吸器内科 |
| 滝口 恭男 | 千葉市立青葉病院内科 |
| 松島 秀和 | さいたま赤十字病院呼吸器内科 |
| 河端 美則 | 埼玉県立循環器・呼吸器病センター病理科 |
| 金沢 実 | 埼玉医科大学呼吸器内科 |
| 千田 金吾 | 浜松医科大学内科第二講座呼吸器内科 |
| 臼井 裕 | 埼玉医科大学呼吸器内科 |
| 鈴木 栄一 | 新潟大学医歯学総合病院総合診療部 |
| 斎藤 泰晴 | 独立行政法人国立病院機構西新潟中央病院呼吸器科 |
| 望月 吉郎 | 独立行政法人国立病院機構姫路医療センター内科 |
| 稲瀬 直彦 | 東京医科歯科大学医学部附属病院呼吸器内科 |
| 山下 カンナ | 東京医科歯科大学大学院医歯学総合研究科<br>医学系統合呼吸器病学分野 |
| 榎本 達治 | 東京都立広尾病院呼吸器科 |
| 吾妻 安良太 | 日本医科大学呼吸器感染腫瘍内科 |
| 浜田 直樹 | 九州大学大学院医学研究院附属胸部疾患研究施設 |
| 桑野 和善 | 東京慈恵会医科大学内科学講座呼吸器内科 |
| 中西 洋一 | 九州大学大学院医学研究院附属胸部疾患研究施設 |
| 坂本 理 | 独立行政法人国立病院機構熊本南病院内科 |
| 菅 守隆 | 社会福祉法人恩賜財団済生会熊本病院呼吸器センター |

# 薬剤使用中は呼吸器に注意を

　一時、小柴胡湯による間質性肺炎で死亡例がでたと大きく報道され、漢方薬よ"お前もか"とマスコミで話題となったことは記憶に新しいことと思います。

　呼吸器系の機能の一つはガス交換であり、ガス交換の効率を良くする為、毛細血管表面積は300m$^2$にも達し血液量も血流も豊富です。また外界からの刺激物が絶えず吸入されており組織傷害を来し易い環境にあります。その上、グルタチオン濃度の低下など肝臓と比較して毒性代謝物の非毒化相が低活性であるなどの局所環境から毒性物による組織傷害が起き易いとされています。更に肺には免疫機構が良く整備されており、過度の免疫反応による傷害のターゲットとなります。

　以上の事を考えると肺は薬物有害反応を容易に来す臓器である事が理解できます。

　薬物有害反応を考える時、まず目につき易い皮膚病変と一般検査でわかる肝機能障害は誰にでも診断がつき、容易に薬剤ではと考えつきますが、肺は咳嗽、労作時呼吸困難、発熱などの症状がでない限り胸部X線は撮影しないと思います。また撮影したとしても写真の性状が悪いとか異常影が淡いスリガラス影だと見逃されてしまいがちです。従って肺の薬物有害反応はある程度以上の重症度を持った症例だけを経験する事になります。

　次々と新しい薬剤が開発され治療に貢献すると同時に新しい有害作用も増加してきております。最近話題となっているイレッサ®やアラバ®の急性肺障害・間質性肺炎のように肺の薬物有害反応は致命的となることがあり、また重症低酸素血症の後遺症を残す可能性があるなど早くに気付く必要があります。

　致命的である例は会社や厚労省の責任が問われることが一般的ですが、時に発見義務の責任が問われる例もあり早期に対処できるように最大の注意が必要であります。

　いずれにしろ医療人として良かれと思ってした行為が、有害であることは残念ですが、その場合でも早期に見つけて対処して有害事象を最少限にして治癒させることが大事です。

　薬剤使用中は、どの薬剤でも呼吸器への有害反応を起こしうると考えて、早く対応することが大切です。今まで、薬剤の呼吸器系の有害反応を総合的に記載してレファランスとなる適当な本は本邦ではみられません。本書は実地に使い易いように、障害される部位別に記載されている部分、胸部画像から有害反応をきたした薬剤を記載した部分、頻用されている薬剤から病変を記載した部分と総合的レファランスとなるように工夫されております。

　日常診療における座右の書となることを期待して本書を完成させました。

　薬物有害反応の医原性事象がその後に苦しみを残さなくなることを願って本書を世に送り出します。

　　2005年3月

吉澤　靖之

# 目　　次

## 1. 薬剤によって引き起こされる呼吸器疾患　吉澤　靖之
　　1. 概念と分類 ································································ 1
　　2. 病態生理 ·································································· 4
　　3. 病　理 ···································································· 6

## 2. 薬剤誘起性呼吸器疾患の臨床
### 1 症状と本症を疑うポイント　大野　彰二／杉山　幸比古　9
　　1. はじめに ·································································· 9
　　2. 薬剤誘起性呼吸器疾患のパターン ············································ 10
　　3. 線維化性胞隔炎 ···························································· 11
　　4. 過敏性肺炎 ································································ 11
　　5. PIE症候群/好酸球性肺炎 ···················································· 12
　　6. その他のパターン ·························································· 12
　　7. 診断のポイント ···························································· 13
　　8. まとめ ···································································· 15

### 2 診断：DLSTとチャレンジテストの意義　安井　正英／藤村　政樹　16
　　1. DLSTの方法と技術的問題点 ·················································· 17
　　2. DLSTとDPTの関連性 ························································ 17
　　3. DLST偽陽性による誤診の可能性 ·············································· 19
　　4. DLSTの判定基準 ···························································· 19
　　5. DPTの方法と判定基準 ······················································ 20
　　　　（1）DPTの適応／20　（2）DPTの方法／20　（3）DPT判定における注意点／22
　　6. おわりに ·································································· 22

### 3 治　療　本間　栄　24
　　1. はじめに ·································································· 24
　　　　（1）治療，予後／24　（2）自験症例／25
　　2. おわりに ·································································· 30

## 3. 薬剤誘起性胸膜病変，気道病変，縦隔病変　吉村　信行
　　1. はじめに ·································································· 31
　　2. 薬剤誘起性胸膜病変 ························································ 31
　　　　（1）薬剤誘発ループス／31　（2）間質性肺炎に伴うもの／32　（3）好酸球増多に
　　　　伴うもの／33　（4）肺水腫／33
　　3. 気道病変 ·································································· 33
　　　　（1）ACE阻害薬の副作用／33　（2）アスピリン喘息／33　（3）閉塞性気管支炎
　　　　（constrictive bronchiolitis）／34
　　4. 縦隔病変 ·································································· 34

## 4. 薬剤誘起性血管病変　石川　博一／大塚　盛男／関沢　清久

1. はじめに ……………………………………………………………………………… 37
2. 症　例 ………………………………………………………………………………… 38
3. 薬剤誘起性ANCA関連血管炎 …………………………………………………… 41
   （1）原因薬剤／41　（2）臨床所見／43　（3）診　断／43　（4）治療と予後／43
4. 薬剤誘起性肺水腫 …………………………………………………………………… 44
   （1）血行動態性肺水腫／44　（2）透過性亢進性肺水腫／44
5. 薬剤誘起性肺高血圧症 ……………………………………………………………… 46
   （1）原因薬剤／46
6. 薬剤誘起性肺血栓塞栓症 …………………………………………………………… 48
   （1）原因薬剤／48

## 5. 薬剤誘起性間質性肺炎：画像所見と主な薬剤

### 1　AIP/DADパターンを呈する薬剤誘起性間質性肺炎
水口　正義／馬庭　厚／小橋　陽一郎／田口　善夫　51

1. はじめに ……………………………………………………………………………… 51
2. AIP/DADパターン …………………………………………………………………… 51
3. 画像所見 ……………………………………………………………………………… 51
   （1）胸部単純X線写真像／51　（2）胸部CT像／52　（3）鑑別診断／52
4. AIP/DADパターンをとる薬剤 ……………………………………………………… 52
   （1）アミオダロン／52　（2）シクロホスファミド／53　（3）ゲフィチニブ／53
   （4）ゲムシタビン／54　（5）メトトレキサート／56

### 2　OPパターン，BOOPパターン　吉田　耕一郎／松島　敏春　59

1. はじめに ……………………………………………………………………………… 59
2. 発症機序 ……………………………………………………………………………… 59
3. 発症頻度と原因薬剤 ………………………………………………………………… 60
4. 画像所見 ……………………………………………………………………………… 62
5. 症　例 ………………………………………………………………………………… 62
6. おわりに ……………………………………………………………………………… 67

### 3　NSIPを呈する薬剤誘起性肺炎　山口　哲生／滝口　恭男　68

1. NSIP …………………………………………………………………………………… 68
2. 薬剤誘起性肺炎 ……………………………………………………………………… 69
   （1）アミオダロン（アンカロン®）／70　（2）メトトレキサート（メソトレキセート®）／71　（3）D-ペニシラミン（メタルカプターゼ®）／72　（4）金製剤（シオゾール®，リドーラ®）／72　（5）サラゾスルファピリジン（サラゾピリン®）／72
3. 症　例 ………………………………………………………………………………… 73
   （1）症例1／73　（2）症例2／74　（3）症例3／75

### 4　UIPパターン　松島　秀和／河端　美則／金沢　実　78

1. はじめに ……………………………………………………………………………… 78

2．UIPパターンを示した薬剤誘起性肺炎の組織所見―症例呈示― ………………79
　　　3．UIPパターンを来す原因薬剤についての検討 ………………………………………79
　　　4．自験例における画像所見の検討 ………………………………………………………80
　　　5．UIPパターンの画像診断 ………………………………………………………………80
　　　　　（1）ニトロフラントイン／81　（2）アミオダロン／81
　　　6．予　後 ……………………………………………………………………………………81
　　　7．まとめ ……………………………………………………………………………………81
　5　薬剤誘起性好酸球性肺炎　千田　金吾　83
　　　1．はじめに …………………………………………………………………………………83
　　　2．好酸球性肺炎の分類 ……………………………………………………………………83
　　　3．臨床所見 …………………………………………………………………………………84
　　　4．画像所見と組織所見 ……………………………………………………………………86
　　　5．薬剤性過敏症症候群とHHV–6 …………………………………………………………88
　　　6．治　療 ……………………………………………………………………………………88
　　　7．おわりに …………………………………………………………………………………88

# 6. 使用頻度の高い薬剤による間質性肺炎

　1　抗菌薬　臼井　裕　91
　　　1．はじめに …………………………………………………………………………………91
　　　2．薬剤誘起性肺疾患の分類，抗菌薬による免疫反応の分子病態 ……………………91
　　　3．X線画像所見とKL–6 ……………………………………………………………………93
　　　4．各薬剤における肺傷害 …………………………………………………………………93
　　　　　（1）ペニシリン系／93　（2）セファロスポリン系／94　（3）テトラサイクリン系／94　（4）ニューマクロライド系／94　（5）ニューキノロン系／96　（6）本邦報告例／96
　　　5．症例提示 …………………………………………………………………………………98
　　　　　（1）症例1／98　（2）症例2／99　（3）症例3／100
　　　6．おわりに ……………………………………………………………………………… 101
　2　降圧薬と抗不整脈薬　鈴木　栄一／斎藤　泰晴　102
　　　1．循環器系薬剤による呼吸器障害の特徴 …………………………………………… 102
　　　2．循環器系薬剤による呼吸器障害と病態 …………………………………………… 102
　　　3．薬剤各論 ……………………………………………………………………………… 104
　　　　　（1）レニン・アンジオテンシン系薬剤／104　（2）交感神経作動薬・遮断薬／106　（3）抗不整脈薬／107　（4）その他の薬剤／109
　　　4．おわりに ……………………………………………………………………………… 110
　3　高脂血症　望月　吉郎　112
　4　抗癌薬　稲瀬　直彦／山下　カンナ／吉沢　靖之　116
　　　1．はじめに ……………………………………………………………………………… 116
　　　2．間質性肺炎の原因となる抗癌薬 …………………………………………………… 116

3. 各種抗癌薬による間質性肺炎 ･････････････････････････････････117
        （1）ゲムシタビン／117　（2）イリノテカン／117　（3）パクリタキセル／117
        （4）ゲフィチニブ／118　（5）その他／118
     4. 当科における経験 ･････････････････････････････････････････118
        （1）間質性肺炎の発症／118　（2）間質性肺炎の増悪／118
     5. 症例呈示 ･････････････････････････････････････････････････121
     6. おわりに ･････････････････････････････････････････････････122

5　解熱鎮痛薬　榎本　達治／吾妻　安良太　124
     1. はじめに ･････････････････････････････････････････････････124
     2. 薬剤誘起性肺炎の被疑薬としての解熱鎮痛薬 ･･･････････････････125
     3. 解熱鎮痛薬による薬剤誘起性肺炎の臨床像 ･････････････････････126
     4. 解熱鎮痛薬による薬剤誘起性肺炎の病理組織像 ･････････････････126
     5. 薬剤誘起性肺炎の予後 ･････････････････････････････････････127
     6. 各解熱鎮痛薬について ･････････････････････････････････････127
        （1）アセトアミノフェン／127　（2）スリンダク（クリノリル®）／127　（3）ロ
        キソプロフェンナトリウム（ロキソニン®）／127　（4）ジクロフェナクナトリウム
        （ボルタレン®）／127
     7. 症例呈示 ･････････････････････････････････････････････････128
        （1）症例1／128　（2）症例2／130
     8. 症例から学ぶこと ･････････････････････････････････････････132
     9. まとめ ･･･････････････････････････････････････････････････132

6　糖尿病用薬　浜田　直樹／桑野　和善／中西　洋一　133
     1. はじめに ･････････････････････････････････････････････････133
     2. 頻　度 ･･･････････････････････････････････････････････････133
     3. 機　序 ･･･････････････････････････････････････････････････134
     4. スルフォニル尿素薬 ･･･････････････････････････････････････135
     5. ビグアナイド薬 ･･･････････････････････････････････････････136
     6. α-グルコシダーゼ阻害薬 ･･･････････････････････････････････136
     7. 症　例 ･･･････････････････････････････････････････････････137
     8. おわりに ･････････････････････････････････････････････････138

7　漢方薬による薬剤誘起性肺炎・肺障害　坂本　理／菅　守隆　140
     1. はじめに ･････････････････････････････････････････････････140
     2. 原因薬剤となる漢方薬 ･････････････････････････････････････140
     3. 漢方薬による薬剤誘起性肺炎・肺障害の病態 ･･･････････････････140
     4. 漢方薬による薬剤誘起性肺炎・肺障害の臨床像 ･････････････････142
     5. 小柴胡湯による薬剤誘起性肺炎の臨床的特徴 ･･･････････････････143
     6. 漢方薬による薬剤誘起性肺炎・肺障害の発症機序 ･･･････････････143
     7. 漢方薬による薬剤誘起性肺炎・肺障害の診断，治療，予防 ･････････146

索　引 ･････････････････････････････････････････････････････････149

# CHAPTER 1

# 薬剤によって引き起こされる呼吸器疾患

## 1. 概念と分類

　臨床医学の進歩に伴って新しい薬剤が開発され，疾病の治療に寄与したが，同時に薬物有害反応発現の機会も増加傾向を示している。入院理由の約5％を占め，入院患者の10～20％に有害反応を来すとする報告がある[1]。

　薬剤によって引き起こされる呼吸器障害は表1のように多彩である。最近ATS/ERSの特発性間質性肺炎群についての合同ステートメントが報告され，その病理組織像についても統一見解が得られた。原因の明らかな間質性肺炎もこの組織分類に準拠して記載するようになってきており，薬剤誘起性肺炎にも適用されてきている。この分類によれば表2のように特発性肺線維症（idiopathic pulmonary fibrosis，以下IPF），病理所見は通常型間質性肺炎（usual interstitial pneumonia，以下UIP），非特異性間質性肺炎（nonspecific interstitial pneumonia，以下NSIP，このなかで

表1

| | | |
|---|---|---|
| 1. 肺血管病変 | 肺高血圧症 | |
| | 肺血栓塞栓症 | |
| | 肺静脈閉塞性疾患 | |
| 2. 肺病変 | 非心原性肺浮腫 | |
| | 急性呼吸不全 | |
| | | 急性間質性肺炎 |
| | | 急性好酸球性肺炎 |
| | 慢性間質性肺炎 | |
| | 閉塞性細気管支炎・器質化肺炎 | |
| 3. 胸膜病変 | 胸水（ループス様病変，肺病変に伴う） | |
| 4. 縦隔病変 | 縦隔線維症，リンパ節腫脹 | |
| 5. 気道障害 | 咳嗽 | |
| | 気管支喘息 | |

cellular NSIPとfibrotic NSIPに亜分類），少し頻度が低いその他の間質性肺炎がみられる．また同時に組織像と対比して画像の特徴も記載されたことより，薬剤誘起性肺炎の画像所見もこの分類に準拠して報告される傾向にある[2]．この分類に準拠すると薬剤誘起性肺炎は，急性間質性肺炎パターン（acute interstitial pneumonia，以下AIPパターン），急性好酸球性肺炎（acute eosinophilic pneumonia，以下AEP），慢性間質性肺炎パターン（主として非特異性間質性肺炎，nonspecific interstitial pneumonia，以下NSIPパターン），閉塞性細気管支炎を伴う器質化肺炎パターン（bronchiolitis obliterans organizing pneumonia，以下BOOPパターンあるいは器質化肺炎パターン，organizing pneumonia，以下OPパターン），慢性好酸球性肺炎（chronic eosinophilic pneumonia，以下CEP）に分類される（表3）．

表2　関連略称対比表

| 英語略称 | 英語表記 | 日本語表記 | 解　説 |
| --- | --- | --- | --- |
| IIPs | Idiopathic interstitial pneumonias | 特発性間質性肺炎群 | 原因不明の間質性肺炎の総称（複数表記） |
| AIP | Acute interstitial pneumonia | 急性間質性肺炎 | 臨床診断名 |
| DAD | Diffuse alveolar damage | びまん性肺胞傷害 | 病理診断名 |
| IPF | Idiopathic pulmonary fibrosis | 特発性肺線維症 | 臨床診断名 |
| UIP | Usual interstitial pneumonia | 通常型間質性肺炎 | 病理診断名（日本語訳はあまり使わない） |
| NSIP | Non-specific interstitial pneumonia | 非特異性間質性肺炎 | 臨床・病理診断名 |
| COP, BOOP | Cryptogenic organizing pneumonia | 特発性器質化肺炎 | 臨床診断名 |
| OP | Organizing pneumonia | 器質化肺炎 | 病理診断名 |
| DIP | Desquamative interstitial pneumonia | 剥離性間質性肺炎 | 臨床・病理診断名 |
| RB-ILD | Respiratory bronchiolitis-interstitial lung disease | 呼吸細気管支炎関連間質性肺疾患 | 臨床・病理診断名 |
| LIP | Lymphocytic interstitial pneumonia | リンパ球性間質性肺炎 | 臨床・病理診断名 |

表3

| | |
|---|---|
| 1. 非心原性肺浮腫（noncardiogenic pulmonary edema） | |
| | アセチルサリチル酸，インターロイキン2，腫瘍壊死因子，エピネフリン，サルブタモール，テルブタリン，コデイン，メトトレキサート，Ara-C，マイトマイシン-C，フェノチアジン，ヒドロクロロチアジド，ニトロフラントイン，ほか |
| 2. 急性呼吸不全（acute respiratory failure） | |
| （1）急性間質性肺炎パターン（acute interstitial pneumonia pattern, AIPパターン） | |
| | アミオダロン，マイトマイシン-C，ブレオマイシン，メトトレキサート，アムホテリシンB，ニトロフラントイン，小柴胡湯，インターフェロン$\alpha$，金製剤，スリンダク，ほか |
| （2）急性好酸球性肺炎パターン（acute eosinophilic pneumonia pattern, AEPパターン） | |
| | ブレオマイシン，プロカルバジン，メトトレキサート，マイトマイシン-C，カプトプリル，ペニシリン系抗菌薬，セフェム系抗菌薬，柴朴湯，小柴胡湯，金製剤，ニトロフラントイン，ナプロキセン，ミノサイクリン，ヒドララジン，エポエチン$\beta$，アザチオプリン，ジクロフェナック，シンバスタチン，クラリスロマイシン，ほか |
| 3. 閉塞性細気管支炎・器質化肺炎パターン（bronchiolitis obliterans organizing pneumonia pattern, BOOPパターンあるいはOPパターン） | |
| | アミオダロン，金製剤，ペニシラミン，シクロホスファミド，メトトレキサート，マイトマイシン-C，ブレオマイシン，エトポシド放射線，小柴胡湯，サラゾピリン，ほか |
| 4. 慢性間質性肺炎（chronic interstitial pneumonia, nonspecific interstitial pneumonia pattern, NSIPパターン） | |
| | アミオダロン，ニトロフラントイン，ピンドロール，サラゾピリンブスルファン，シクロホスファミド，メトトレキサート，ビンクリスチン，INH，ほか |
| 5. 慢性好酸球性肺炎パターン（chronic eosinophilic pneumonia pattern, CEPパターン 急性型に移行例あり） | |
| | セフェム系抗菌薬，テトラサイクリン系抗菌薬，ブレオマイシン，プロカルバジン，メトトレキサート，ニトロフラントイン，INH，ほか |

## 2. 病態生理

　治療，診断および予防などを目的として，医薬品が適切に投与されたにもかかわらず，目的としない有害な薬物反応が生ずるのを薬物有害反応（adverse drug reaction，以下ADR）と呼ぶ。ADRは予測可能（薬物自体の作用機序から）のタイプA反応と予測不能のタイプB反応（idiosyncratic反応，特異体質反応）に分類され，後者に薬剤に対するアレルギー反応が含まれる[2]。

　以前より薬剤による有害反応の主要な機序として，薬剤に対する過敏性反応（hypersensitivity あるいはallergic reaction）と薬剤あるいは代謝産物の直接細胞障害の2つが知られていたが，最近はさらに詳細な検討が進み考え方に変化がみられる[1)3]。

　以前は細胞直接障害は肺毛細血管内皮細胞および肺胞上皮細胞に直接傷害を及ぼし，肺血管透過性亢進，間質の浮腫，さらに線維芽細胞に作用して線維化へと進行する。これらの細胞に対する障害メカニズムとして活性酸素系と抗活性酸素系酵素とのバランスの乱れによる活性酸素系による障害，薬剤がリンパ球や肺胞マクロファージなどに作用してeffectorおよびsuppressor細胞のバランスを乱れさせる，あるいは好中球走化因子などを放出させて炎症を促進させたり，コラーゲン産生と代謝のバランスを乱したり，エラスターゼと$\alpha-1$プロティアーゼインヒビターとのバランスの乱れなどで炎症が惹起されたり，促進されたりすると推定されていた[4]。しかし最近では，図1のように毒性代謝産物が細胞の直接障害を引き起こした結果生じる細胞死由来のシグナルが，抗原呈示細胞およびT細胞の活性化を来し，組織傷害を来す系，あるいは毒性代謝産物が細胞死などを来した結果（danger signal）生じる細胞由来の蛋白などと，代謝薬剤がハプテンとして結合して抗原となり，免疫反応を介して組織傷害を来すdanger仮説が浮上している[1]（図1）。したがって，直接細胞障害を引き起こした以降の組織傷害は，複数の系によると推定される。

　一方，直接的過敏性反応による肺炎は，I型，III型，IV型アレルギーが関与しているとされているが，個々の症例ではどのタイプの反応が強いかによって臨床像の変化を示す。しかし，それぞれのアレルギー反応が肺傷害と直接関与しているのかどうか不明であり，以下の点からアレルギー反応が関与していると考えられている。①皮内反応による即時型反応，アルサス反応あるいは遅延型反応の陽性，②薬剤に対するIgE，IgGあるいはIgM抗体の存在，③末梢血あるいはBAL中リンパ球による薬剤リンパ球刺激試験（drug lymphocyte stimulation test，以下DLST）の陽性（この意義については他稿を参照），④BAL中活性化リンパ球増多を示すリンパ球性肺胞炎の存在などから免疫反応による肺傷害が推測されている。免疫性傷害は，免疫反応の結果産生されるサイトカインあるいは細胞障害性Tリンパ球が肺傷害を来すが，最近使用されるサイトカイン薬（INF-α，GM-CSF，TNF，IL-2など）は免疫反応を介さずサイトカインそのものによる炎症性肺傷害を来す。またシスプラチンの腎毒性も薬剤によって誘導されたTNF-αによる炎症性サイトカインやケモカイン産生の結果とする興味深い報告がみられるが，肺についても同じような経路を介する傷害の可能性がある[5]（シスプラチンで0.01％未満に間質性肺炎が起こる）。同じようにパクリタキセルにはLPS様の作用があるとされており，プライミングされた状態では傷害に関与する可能性も考えられる[6]。一方，細胞障害性Tリンパ球はパーフォリンやグランザイムBを介して組織障害を来

すと考えられているが，前者は細胞膜を傷害し，cathepsin 3を介してカテプシンBあるいはグランザイムによる細胞死が推定されている[7]。またグランザイムA, Bは直接レセプターを介して細胞内に入って細胞死を来すとされている。

さらに最近ではTリンパ球の薬剤認識のメカニズムが解明されてきており，引き続く免疫反応の病態解明も進展すると考えられる（図2）[8)9)]。しかし同一薬剤でも症例によってキャリア蛋白と結合する薬剤構成成分が違っているため，抗原性が相違するアレルギー反応で肺傷害を惹起する。しかし図1, 2にまとめた有害反応の仮説は一般論であり，なぜ特に肺傷害を来すかのメカニズムは不明である。恐らく①ハプテン形成後の抗原の局在（血流が豊富で，一方ウイルス（HIV）感染，外科手技など何らかの刺激で肺の構成細胞が現在不明の機序を介して抗原の局在を助長する），②毒性代謝物の非毒化相（第2相）の肺における低活性（反応性ヒドロキシルアミンを活性低下させるグルタチオン濃度の低下など）の結果，図1のさらに先の反応へと進む，③組織構成細胞が毒性代謝物に対する感受性が高く直接細胞障害を容易に来す，などが推定される。しかし免疫反応による組織障害については，現在まで細胞障害性Tリンパ球が重要視されていたが，ウイルス感染時のように肺局所に集積したT細胞によるパーフォリンやグランザイムBなどが肺で作用していることは薬剤による肺傷害では明らかとなっていない[10]。

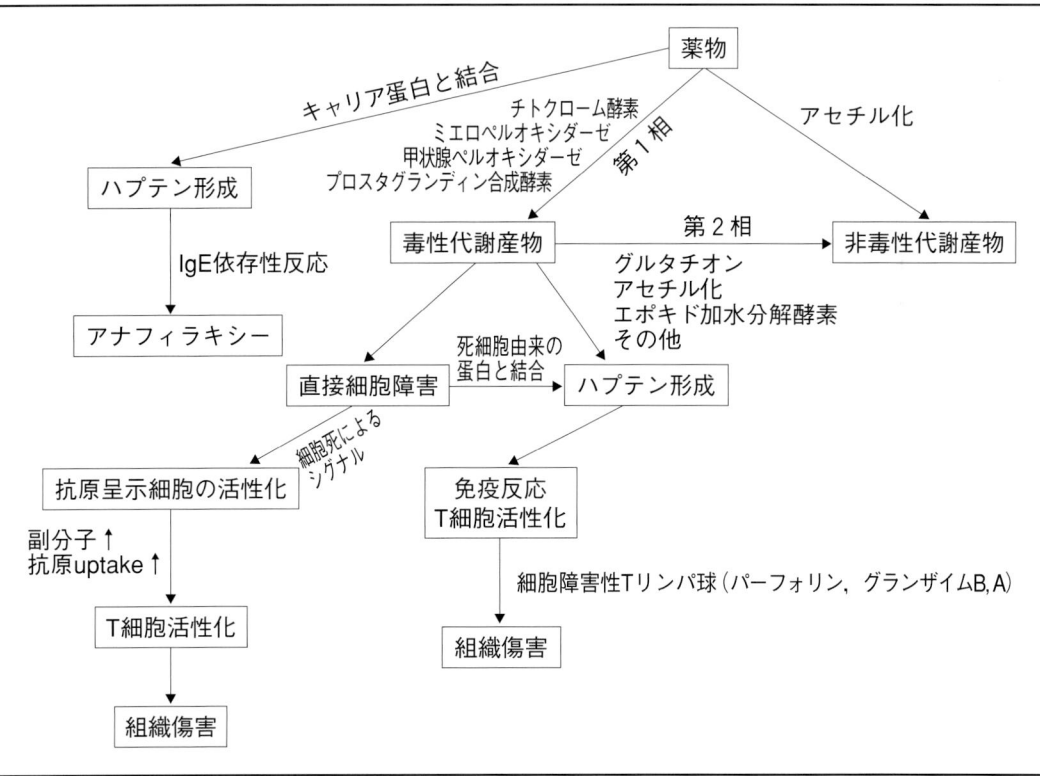

図1　タイプB反応（idiosyncratic反応）

(1) 共有結合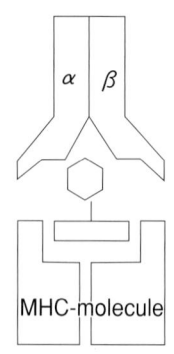
ハプテン化ペプチドの結合
β-ラクタム剤（反応性が高い）

(2) 共有結合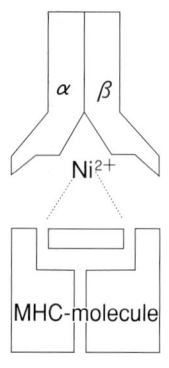
MHC-ペプチド結合体の修飾
ニッケル
（ヒスチジン残基のイミダゾール窒素
　と結合するニッケルイオン）
ベリリウム，サルファメトキサゾール

(3) 非共有結合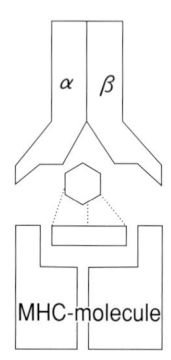
MHC-ペプチド結合と対応するTCRに
不安定結合（弱く直接結合）
（活性の弱いスーパー抗原様）
サルファメトキサゾール，リドカイン

図2　T細胞の薬剤認識

## 3. 病理

症例によって相違するが，以下の各項目の組み合わせの像を呈する．また前述のようにATS/ERS合同ステートメントに準拠して報告されるようになってきている．

①肺間質の浮腫とリンパ球，好酸球，好中球などの浸潤，②肺間質の線維化，③肺胞Ⅱ型上皮細胞の腫大と増殖，④マッソン体，⑤肺胞腔内のフィブリン析出，硝子膜形成，⑥肉芽腫形成，⑦肺胞腔内の組織球，マクロファージおよび肺胞上皮のdesquamationなど剝離性間質性肺炎（desquamative interstitial pneumonia，以下DIP）の組織像．

最近では病理像と画像（特にHRCT）との関連の検討が進み各薬剤が来す病変の詳細が明らかになってきている[11)〜13)]．

## 【文　献】

1) Gruchalla RS. Drug metabolism, danger signals, and drug-induced hypersensitivity. J Allergy Clin Immunol 2001;108:475-88.
2) Knowles SR, Uetrecht J, Shear NH. Idiosyncratic drug reactions: The reactive metabolite syndromes. Lancet 2000;356:1587-91.
3) Himly M, Jahn–Schmid B, Pittertschatscher K, et al. IgE-mediated immediate-type hypersensitivity to the pyrazolone drug propyphenazone. J Allergy Clin Immunol 2003;111:882-8.
4) Foucher P, Biour M, et al. Drugs that may injure the respiratory system. Eur Respir J 1997; 10:265-79.
5) Schrier RW. Cancer therapy and renal injury. J Clin Invest 2002;110:743-5.
6) Perera PY, Mayadas TN, Takeuchi O, et al. CD11b/CD18 acts in concert with CD14 and toll-like receptor (TLR) 4 to elicit full lipopolysaccharide and taxol-inducible gene expression. J Immunol 2001;166:574-81.
7) Chen L, Woo M, Hakem R, Miller RG. Perforin-dependent activation-induced cell death acts through caspase 3 but not through caspases 8 or 9. Eur J Immunol 2003;33:769-78.
8) Greyerz SV, Zanni M, Schnyder B, et al. Presentation of non-peptide antigens, in particular drugs, to specific T cells. Clin Experi Allergy 1998;28 (suppl) 4:7-11.
9) Burkhart C, Britschgi M, Strasser I, et al. Non-covalent presentation of sulfamethoxazole to human CD4+ T cells is independent of distinct human leucocyte antigen-bound peptides. Clin Ep Allergy 2002;32:1635-43.
10) Johnson BJ, Costelloe EO, Fitzpatrick DR, et al. Single-cell perforin and granzyme expression reveals the anatomical localization of effector CD8+ T cells in influenza virus-infected mice. PNAS 2003;100:2657-62.
11) Ellis SJ, Cleverley JR, et al. Drug-induced lung disease: high-resolution CT findings. AJR 2000;175:1019-24.
12) Rossi SE, Erasmus JJ, McAdams P, et al. Pulmonary drug toxicity: Radiologic and pathologic manifestations. Radiographics 2000;20:1245-59.
13) Akira M, Ishikawa H, Yamamoto S. Drug-induced pneumonitis: thin-section CT findings in 60 patients. Radiology 2002;224:852-60.

# CHAPTER 2
# 薬剤誘起性呼吸器疾患の臨床

## SECTION 1
## 症状と本症を疑うポイント

### 1. はじめに

　薬剤誘起性呼吸器疾患は，薬剤の有害反応（adverse drug reaction，以下ADR）のうち呼吸器系の有害反応によるものであり，その報告頻度は全体の6〜7％を占めるとされている。症状としては，咳・発熱・呼吸困難などの非特異的な症状がほとんどを占め，呼吸器症状単独あるいは皮疹などの皮膚症状や肝機能障害などと合併して出現する。原因薬剤としては，多種多彩な薬剤がさまざまな肺障害を惹起する。さらに薬剤が投与されるに至った原疾患の病態とも関連し，症状や徴候は複雑となる。薬剤誘起性肺疾患の存在が認識されはじめたころは，原因薬剤としては抗癌薬や金製薬などがほとんどであった[1]。抗癌薬のなかでは，ブレオマイシンやシクロホスファミドが古くから知られており，これらの薬剤が肺癌や血液悪性疾患に投与された場合，投与後に咳・発熱・呼吸困難が出現したとしても原疾患の悪化に伴うものか，肺感染症によるものか，薬剤性によるものかの判断に苦慮する。金製剤においても関節リウマチを対象として投与される場合が多いが，呼吸器症状出現時には関節リウマチに伴う間質性肺疾患，感染症，薬剤性などが常に考慮される。

　また，アマメシバに代表される健康食品による呼吸器障害も報告されるようになり，疾病に対して投与される薬剤に限らず，健康増進薬も対象となってきている。

　このように，これらの呼吸器症状が出現した場合には常に薬剤性のものを疑うことと同時に可能な限り薬剤以外の原因を除外することが診断のポイントとなる。

## 2. 薬剤誘起性呼吸器疾患のパターン

　症状からは特異的なものでは少ないために，胸部画像所見や血液生化学所見などを組み合わせて診断していくことになる。薬剤誘起性呼吸器疾患のパターンとしては①間質性肺炎（線維化性胞隔炎・過敏性肺臓炎），②非心原性肺水腫，③呼吸抑制（肺胞低換気），④気管支攣縮，⑤薬剤性ループス，⑥閉塞性細気管支炎，⑦肺胞出血，⑧PIE症候群，⑨慢性咳嗽などに分類される[2]。それぞれのパターンを呈する代表的薬剤を表1に示す。これらのなかで比較的薬剤と呼吸器症状の関係で特異性が高いものとして，抗甲状腺ホルモン薬のプロピルチオウラシルではMPO-ANCA産生に伴う血管炎症候群はよく知られており，またβ遮断薬による気管支喘息症状の悪化，ACE阻害薬

**表1　薬剤誘起性呼吸器疾患の代表的原因薬剤**

| | |
|---|---|
| **Interstitial Lung Disease** | **Bronchospasm** |
| 　Chronic alveolitis/fibrosis | 　Adenosine and dipyridamole |
| 　　Amiodarone | 　Aspirin and NSAIDs |
| 　　Gold | 　β-Adrenoreceptor antagonists |
| 　　Nitrofurantoin | 　Sotalol |
| 　　Methotrexate | **Drug-Induced SLE** |
| 　　Mexiletine | 　Hydralazine |
| 　　Penicillamine | 　Isoniazid |
| 　　Tocainide | 　Procainamide |
| 　Hypersensitivity lung disease | 　Quinidine |
| 　　Beta-lactam and sulfa antibiotics | **Bronchiolitis Obliterans** |
| 　　Carbamazepine | 　Gold |
| 　　Diphenylhydantoin | 　Penicillamine |
| 　　Gold | **Alveolar Hemorrhage** |
| 　　Methotrexate | 　Cocaine |
| 　　Nitrofurantoin | 　Penicillamine |
| 　　NSAIDs | **Pulmonary Infiltrates with Eosinophilia** |
| 　　Penicillamine | 　Beta-lactam antibiotics |
| **Noncardiogenic Pulmonary Edema** | 　Sulfa antibiotics |
| 　Amiodarone | 　Fluoroquinolones |
| 　Aspirin and NSAID overdose | 　Tetracycline and derivatives |
| 　Opiate and sedative/hypnotic agent overdose | 　Erythromycin and derivatives |
| 　Tocolytic therapy | 　Nitrofurantoin |
| 　　Terbutaline | 　Anti-TB medications |
| 　　Isoxuprine | 　　(isoniazid,PAS,ethambutol) |
| 　　Ritodrine | 　NSAIDs |
| 　Alveolar hypoventilation | **Isolated Cough** |
| 　　Aminoglycosides | 　ACE Inhibitors |
| 　　Polymyxins | |
| 　　Opiates and sedative-hypnotic agents | |

〔文献2）Zitinik RJ. Drug-induced lung disease due to nonchemotherapeutic agents. Fishman AP, editor. Fishman's pulmonary diseases and disorders, 3rd ed. New York: McGraw Hill, 1998, 1017-33. より引用〕

に伴う慢性咳嗽などが挙げられる。しかし，同じ薬剤でもいくつかの複数の呼吸器疾患パターンを呈することが多く，必ずしも単純な関係ではないことも事実である。以下にそれぞれのパターンについて概説していく。

## 3. 線維化性胞隔炎

　これらの呼吸器疾患パターンのなかで頻度が多く，しばしば診断に苦慮するものは，いわゆる薬剤誘起性肺炎といわれている間質性肺炎である。いわゆる特発性間質性肺炎のなかの特発性肺線維症（idiopathic pulmonary fibrosis，以下 IPF）や非特異性間質性肺炎（nonspecific interstitial pneumonia，以下 NSIP），特発性器質化肺炎（cryptogenic organizing pneumonia，以下 COP）と類似した臨床像となる。線維化性胞隔炎はブレオマイシン，シクロホスファミド，金製剤，アミオダロンなどが代表的な原因薬剤であるが，通常潜在性に進行し労作時呼吸困難や乾性咳嗽が出現し，聴診上 fine crackles を認め，胸部単純X線写真で線状網状陰影や輪状影が出現し気づかれることが多い。線維化性胞隔炎は比較的亜急性に進行するのに対して，IPF は年単位で進行するため，薬剤投与前の胸部単純X線写真が入手できればその写真と比較することにより，鑑別は比較的容易であるが，NSIP や COP は月単位で進行するため鑑別は難しい場合もある。また，線維化性胞隔炎では原因薬剤の中止によって臨床症状の改善は得られ難いことも，より一層鑑別を困難にしているかもしれない。

　また，線維化性胞隔炎のなかに時に急性の経過を辿る激症型の存在が知られている。原因薬剤が胸部放射線療法や G-CSF 製剤と併用された場合に，好中球やマクロファージ，リンパ球の活性化が惹起され，急激に肺傷害が進行する可能性がある。また，基礎疾患として間質性肺炎を有する症例に投与された場合も同様に激症化することがある。最近では，非小細胞肺癌の分子標的治療薬であるゲフィチニブ（イレッサ™）により内服投与継続中4週以内に急性間質性肺炎を呈する可能性があり注目されているが，本剤単独の ADR なのか，あるいは他の薬剤や放射線治療による肺傷害の増悪，既存の間質性肺炎の増悪なのかは今後の詳細な検討が必要なところである。

## 4. 過敏性肺炎

　過敏性肺炎は肉芽腫性病変を呈する間質性肺炎でメトトレキサート，金製剤，NSAIDs，抗菌薬などが代表的原因薬剤である。薬剤投与後，数日から数カ月で呼吸困難や発熱，咳を認めるようになり，時に皮疹や肝機能障害など肺外症状を伴うこともある。これらの臨床症状は上述した線維化性胞隔炎や後述する PIE 症候群/好酸球性肺炎と類似するが，胸部単純X線写真やCT写真上でスリガラス影を両側性に認める（時に片側性や肺底部に限局する場合もある）。胸水や縦隔リンパ節腫脹を伴うこともある。肺機能検査上は拘束性換気障害・拡散障害を示す。日和見感染を鑑別する目的に行う BAL にて好中球ではなく，リンパ球分画増加を認めることが特徴となる。リンパ球分画の CD4/CD8 比は原因薬剤でさまざまとなる。

## 5. PIE症候群/好酸球性肺炎

末梢血好酸球増加を伴うPIE症候群や好酸球性肺炎は抗痙攣薬・抗菌薬・NSAIDsが代表的原因薬剤である。近年では喘息治療中に抗ロイコトリエン受容体拮抗薬で発症することが報告されている。アトピー素因や気管支喘息の既往、繰り返し薬剤を投与することなどのリスクファクターのほかに副腎皮質ステロイドの減量も要因となる。薬剤投与後数日以内に発症する急性好酸球性肺炎を除くと、決まった発症時期はなく、発熱や呼吸困難、胸痛などを呈し、さらに皮疹を伴いやすい。呼吸器症状は胸部単純X線写真の広がりの程度に相関し、好酸球性気管支炎が加わると喘鳴を伴うようになる。末梢血の好酸球増加は分画で50％を超えることもあるが（PIE症候群）、BALや肺組織でのみ好酸球が増加する場合もある。免疫グロブリンのIgE増加を伴うこともある。これらは病勢を反映し、症状や画像所見の軽快とともに改善する。胸部単純X線写真は特徴的で通常両側上肺野末梢側優位に浸潤影を認める「photographic negative of pulmonary edema」が典型的であるが、限局性の浸潤影のみの場合もある。また浸潤影が移動することや胸水や心嚢水貯留を伴う場合もある。

## 6. その他のパターン

非心原性肺水腫では、麻薬や切迫早産時のβ刺激薬、輸血製剤などが原因薬剤である。最近では慢性リンパ球性白血病に対して使用される分子標的薬剤であるimatinib mesilate（グリベック™）もその一つである。薬剤投与後短時間で、呼吸困難・喘鳴を認め、聴診上coarse cracklesを認めるようになる。低血圧・ショックとなる重症例もある。胸部単純X線写真では肺水腫を呈する。

肺胞低換気では鎮静薬が原因薬剤であるが、通常臨床上問題となる症状を呈さないことが多い。しかし、COPDや神経筋疾患などの基礎疾患を有する場合には$PaCO_2$増加がさらに助長される原因となり、頭痛や顔面紅潮、眠気などを来す可能性がある。

気管支攣縮はほとんどの場合が気管支喘息に対して使用されたβ遮断薬やNSAIDsが原因となる。特にNSAIDsの場合は内服薬のみならず座薬や貼付薬でも発症し、ひとたび発症した場合には高度の喘息発作が誘発される。

薬剤誘発性ループスでは、関節痛や発熱などSLE様の症状を呈するが呼吸器疾患としては胸膜炎や心嚢液貯留を来し、肺浸潤影を呈することもある。

閉塞性細気管支炎はリウマチ治療薬や前述したアマメシバによって起こり、投与3〜14カ月で呼吸困難や咳嗽を認めるものの、胸部単純X線写真では軽度の過膨張を除いて異常を認めない。肺機能検査で末梢気道閉塞障害を認める。

肺胞出血は必ずしも血痰や喀血を呈するものではなく、貧血症状や低酸素血症、胸部単純X線写真上の浸潤影で発症する場合もある。BAL液の外観で血性を呈することやヘモジデリンを貪食したマクロファージを検出することで診断できる。

# 7. 診断のポイント

　薬剤誘起性肺疾患のなかで最も診断に苦慮するものは，いわゆる薬剤誘起性肺炎といわれる間質性肺疾患であろう．上述したなかでは，線維化性胞隔炎・過敏性肺臓炎・PIE症候群/好酸球性肺炎にあたるが，これらは必ずしも組織学的な分類とは一致せず，NSIPパターンや器質化性肺炎（organizing pneumonia, OP）パターン，びまん性肺胞傷害（diffuse alveolar damage, DAD）パターンなども含まれるものである．

　最近の薬剤誘起性肺炎の動向をみると，小柴胡湯，ゲフィチニブやレフルノミド（アラバ™）など致死的な間質性肺炎を惹起する薬剤では，基礎疾患として間質性肺炎や肺線維症をもった症例がリスクファクターになっているようである．ゲフィチニブでは欧米人に薬剤誘起性肺炎が低頻度であり，人種差がある可能性が指摘されていることも事実である．基礎疾患として間質性肺炎が存在していることを診断するためには通常の胸部単純X線写真では診断困難で，胸部CT写真での評価が必要であり，放射線科医あるいは呼吸器内科医の診断を要することもある．少なくとも肺線維症を基礎疾患にもつ症例に新規に薬剤を投与する際には常に薬剤誘起性肺炎の合併を念頭におき，必要に応じて，肺機能検査特に拡散能や間質性肺炎マーカーの推移などを測定することが早期発見につながる可能性がある．

　間質性肺炎マーカーでは，血清KL-6・SP-A・SP-Dの3種類が使用されている[3) 4)]．これらは前述した基礎疾患としての間質性肺炎診断にも有用であるが，薬剤誘起性肺炎合併時にも血中で増加することが知られてきている．特にSP-Aの増加が特異的である可能性が示唆される[4)]（図1）．

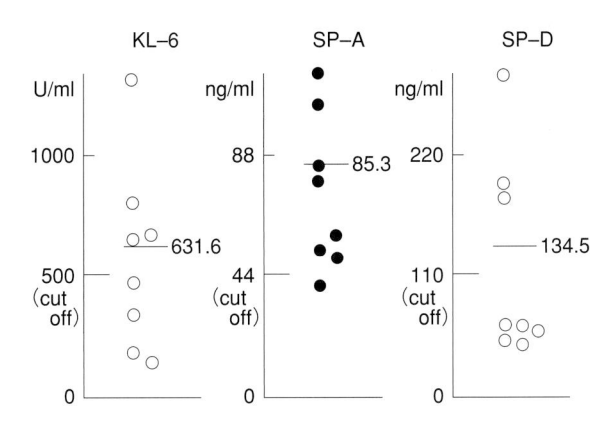

**図1　薬剤誘起性肺臓炎の血清マーカー**
〔文献4）小林　晃，大野彰二，杉山幸比古．薬剤性肺臓炎．日胸 2002; 61: 106-14. より引用〕

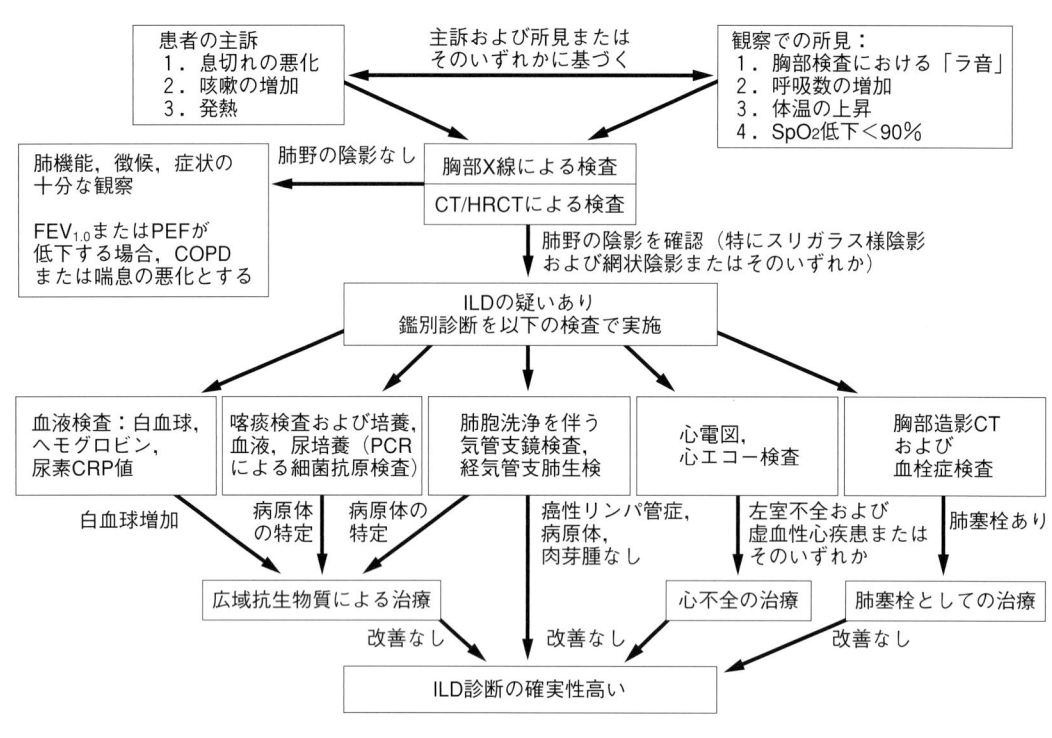

**図2 薬剤誘起性間質性肺炎診断のためのフローチャート**
〔文献5〕アストラゼネカ社 社内資料. より引用〕

**表2 本邦における薬剤誘起性肺炎の原因と変遷**

|  | 〜1980年 | 1981年〜1990年 | 1991年〜 | 過去5年の論文 |
|---|---|---|---|---|
| 抗癌薬 | 225 | 66 | 40 | 16 |
| 金製剤 | 44 | 46 | 17 | 0 |
| 抗菌薬 | 9 | 54 | 49 | 19 |
| 抗結核薬 | 1 | 7 | 9 | 4 |
| 漢方薬 | 0 | 3 | 78 | 23 |
| 漢方薬＋IFN | 0 | 0 | 22 | 0 |
| IFN | 0 | 3 | 31 | 1 |
| 抗リウマチ薬 | 0 | 4 | 18 | 6 |
| 消炎鎮痛薬 | 0 | 10 | 30 | 21 |
| 向精神薬 | 1 | 10 | 8 | 0 |
| 降圧薬 | 2 | 3 | 2 | 1 |
| その他 | 14 | 12 | 34 | 12 |
|  | 296 | 218 | 338 | 103 |

〔文献1〕近藤有好. 薬剤による肺障害. 結核 1999; 74: 33-41.より引用改変〕

## 8. まとめ

　薬剤誘起性呼吸器疾患を疑うポイントは，まず薬剤の可能性を疑ってみることが一番である。病歴上あらゆる薬剤の投与歴を時系列に並べ，臨床症状・胸部単純X線写真所見と対比させ，薬剤の可能性を考えることである。比較的急性から亜急性に発症することが多いため原因として薬剤が鑑別に挙がれば，被疑薬の推定は容易であるが確定診断となると難しいところがある。また，かなり以前から処方されている薬剤の可能性もあるため丹念に投与歴は聴取する必要がある。上述したように特異的な症状は乏しく，間質性病変を呈した場合も特異的な胸部単純X線写真所見も乏しい。薬剤投与前後で，比較読影できれば有力な情報となるくらいである。薬剤誘起性間質性肺炎のフローチャートの1例を挙げておく[5]（図2）。これはゲフィチニブによる間質性肺炎の診断のために作成されたものであるが，一般の薬剤にも応用できるものと思われる。

　本邦の論文報告例ではここ5年間では漢方薬・NASIDs・抗菌薬・抗癌薬・抗リウマチ薬の順に報告例が多くなっており，時代とともに変遷がみられている[1]。このことは，抗癌薬や金製剤の薬剤誘起性呼吸器疾患が減少したわけではなく，これまで報告されなかった薬剤で発生していることを示しているものである（表2）。今後，主として癌治療に対する分子標的薬剤など新しい作用機序をもったものが臨床応用されるが，あらゆる薬剤が呼吸器疾患を誘起する可能性があることを銘記しておくことが大切である。

　（薬剤誘起性呼吸器疾患の原因薬剤の情報はフランスで出されているPNEUMOTOX on line, The Drug-Induced Lung Disease　http://www.pneumotox.com/にアクセスすると情報が得られる）

【文　献】

1) 近藤有好. 薬剤による肺障害. 結核　1999; 74: 33-41.
2) Zitinik RJ. Drug-induced lung disease due to nonchemotherapeutic agents. Fishman AP, editor. Fishman's pulmonary diseases and disorders, 3rd ed. New York: McGraw Hill, 1998,1017-33.
3) Ohnishi H, Yokoyama A, Yasuhara Y, et al. Circulating KL-6 levels in patients with drug-induced pneumonitis. Thorax　2003; 58: 872-75.
4) 小林　晃, 大野彰二, 杉山幸比古. 薬剤性肺臓炎. 日胸　2002; 61: 106-14.
5) アストラゼネカ社　社内資料.

# SECTION 2
# 診断：DLSTとチャレンジテストの意義

　近年，さまざまなタイプの薬剤が開発されてきていることと比例して，薬剤誘起性肺炎の報告数も増加してきている[1)2)]。薬剤誘起性肺炎の発症機序としては，細胞障害性[3)]とアレルギー性[4)]に大別される。細胞障害性薬剤誘起性肺炎は，用量依存的に発症するため，総投与量，臨床経過および他疾患の除外により診断がなされる。アレルギー性薬剤誘起性肺炎は，わが国では田村ら[5)]の診断基準（表1）を参考にして診断されることが多い。この診断基準によれば，再投与を行わなくても臨床経過と薬剤リンパ球刺激試験（drug-induced lymphocyte stimulation test，以下DLST）の判定のみで診断できることになる。中川ら[6)]の薬剤誘起性肺疾患に関する全国調査においても，約4割が検査所見に基づく診断例であり，検査法としてはDLSTが約8割を占めている。このようにアレルギー性薬剤誘起性肺炎の診断において極めて重要視されているDLSTであるが，再投与あるいは薬剤負荷試験（drug provocation test，以下DPT）に基づく確定診断例でのDLSTの意義に関する検討は行われていない。したがって，DLSTの判定結果に基づいた診断には根拠がないといえる。DPTについては，根拠は不明ながら薬剤の再投与による重篤な副作用が生じる危険性が強調され，中川ら[6)]の調査においても不注意な再投与と合わせて全体の約3％を占めるにすぎない。しかし，アレルギー性疾患の診断法としては，現状では抗原曝露試験が最も確実な方法であり，これまでわれわれは薬剤誘起性肺炎が疑われる症例に対してDPTを積極的に行ってきた。本稿では，薬剤誘起性肺炎の診断におけるDLSTの問題点を指摘するとともに，われわれが行っているDPTに関して解説する。

**表1　過敏反応による薬剤誘起性肺炎の診断基準案**

1) 薬物投与開始後（1〜6週）に肺炎を認める
2) 初発症状として発熱，咳，呼吸困難，発疹（2項目以上を陽性とする）
3) 末梢血液像に好酸球増多または白血球増多を認める
4) 薬物感受性テスト（リンパ球幼若化反応テスト，パッチテスト）が陽性である
5) 偶然の再投与により肺炎が再現する

* 1) の期間については特に限定しない
* 3) の末梢血液像については初期における検索が望ましい

確診：1），4）または1），5）を満たすもの。
疑い：1），2）または1），3）を満たすもの。

〔文献5）田村昌士．薬剤誘起性肺臓炎．三上理一郎，編．内科Mook，NO22，間質性肺炎とその周辺．東京：金原出版，1983; 262-70.より引用〕

## 1. DLSTの方法と技術的問題点

　DLSTは，薬剤に感作されたリンパ球が，抗原である薬剤と反応して分裂・増殖する反応を応用した検査法である。リンパ球が分裂・増殖する際にDNAの複製が行われるが，この過程で$^3$H-thymidineが取り込まれるため，この取り込み量をラジオイムノアッセイ法により測定する。また，Brd-uridineを用いてELISA法で測定する方法もある。この取り込み量を用いて，刺激指数（stimulation index，以下S.I.）（薬剤を加えたリンパ球／薬剤を加えていないリンパ球）を算出し，判定が行われている。

　現在行われているDLSTには，いくつかの技術的問題点がある。第一に，薬剤自体がリンパ球刺激作用あるいは抑制作用を有していないかを考慮する必要がある。例えば，小柴胡湯はリンパ球活性化作用[7]，塩酸ミノサイクリンはリンパ球機能抑制作用[8)9)]を有する薬剤である。したがって，一定濃度以上では単に薬剤自体の作用をみている結果となり，薬剤の抗原性に基づく反応ではない可能性がある。また，判定に関しても，薬剤濃度が考慮されずに希釈系列上の単なる最高値のみが報告されている。したがって，各薬剤ごとに健常者リンパ球を用いてLSTに対する影響を検討し，薬剤自体の作用が影響しない至適濃度を決定したうえで判断する必要がある。

　次に，S.I.の判定基準に関する問題がある。現状では薬剤にかかわらず，一律に180％未満を陰性，180〜200％を偽陽性，200％以上を陽性と判断している。最も正確な方法は，患者ごとに薬剤誘起性肺炎発症前と発症後のS.I.値を比較することであるが，現実的には不可能である。したがって，判断基準の設定には，被疑薬を内服してアレルギー反応のでていない症例のS.I.値とDPTにより確定診断された症例のS.I.値を比較検討したうえで，個々の薬剤に関する基準値を設定する必要がある。さらに，生体内では多くの薬剤は分子量が小さく輸送蛋白と結合しハプテン化して抗原と認識されるが，薬剤自体が抗原となるかどうかの疑問およびハプテン化に関する技術的問題もあり，ハプテン化薬剤を抗原として用いるのは困難である。

　他の薬剤アレルギーにおいても，原因抗原としては，薬剤の中間代謝産物，代謝酵素あるいは自己組織等である場合も報告されている。したがって，いかにDLSTを厳密に行ったとしても，原因抗原が薬剤そのものでなければまったく意味をなさないことになる。

## 2. DLSTとDPTの関連性

　薬剤性アレルギーの診断法として最も確実な方法は，薬剤の再投与による病態の再現である。したがって，薬剤誘起性肺炎におけるDLSTの信頼性に関しても，まずDPTとの比較検討が必要である。図1に当科および関連施設で行った検討結果を示す。薬剤全体としては，DPTとDLSTの結果はまったく関連がないことが判明した。薬効別にみると，抗菌薬では偽陰性が多く，総合感冒薬および漢方薬では偽陽性が多くみられた。したがって，DLSTが陰性であっても原因として否定できず，さらに陽性であったとしても原因とは限らないことになる。

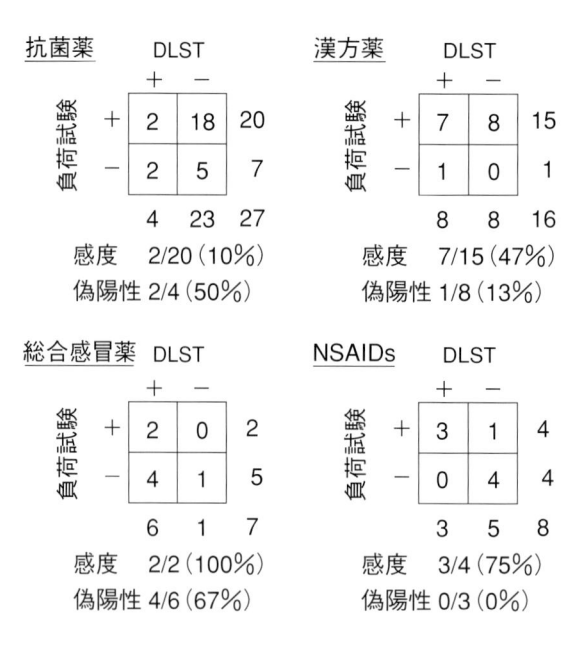

**図1 薬効別薬剤負荷試験とDLSTの関連**

**表2 DLSTが偽陽性を示した症例**

| 症例 | 被疑薬 | 臨床経過 | DLST(%) | 通常の診断 | 最終診断 |
|---|---|---|---|---|---|
| 1 | パブロンS（アセトアミノフェン） | 自然軽快 | 201 188 | パブロンSによる好酸球性肺炎 → | 特発性好酸球性肺炎 |
| 2 | PL | 自然軽快 | 210 | PLによる限局性の間質性肺炎 → | 非定型肺炎疑い |
| 3 | PL | ステロイド薬投与後改善 | 341 | PLによる重症の好酸球性肺炎 → | 喫煙による急性好酸球性肺炎 |
| 4 | CFDN | 自然軽快 | 207 | CFDNによる好酸球性肺炎 → | 喫煙による急性好酸球性肺炎 |
| 5 | CFDN | 自然軽快 | 200 | CFDNによる薬剤誘起性肺炎 → | 肺炎クラミジアが関連した間質性肺炎 |
| 6 | CDTR-PI PL | 自然軽快 | 193 206 | CDTR-PI or PLによる薬剤誘起性肺炎 → | PLによる薬剤誘起性肺炎 |
| 7 | 枸杞子 柴胡桂枝乾姜湯 | 自然軽快 | 350 320 | 枸杞子 or 柴胡桂枝乾姜湯による薬剤誘起性肺炎 → | 柴胡桂枝乾姜湯による薬剤誘起性肺炎 |
| 8 | PL MINO | 自然軽快 | 208 145 | PLによる薬剤誘起性肺炎 → | MINOによる薬剤誘起性肺炎 |

CFDN：セフジニル，CDTR-PI：セフジトレンピボキシル，MINO：塩酸ミノサイクリン

## 3. DLST偽陽性による誤診の可能性

表2にDLSTが偽陽性を呈した症例をまとめた。これらの症例は、いずれも薬剤の投与後発症し、薬剤の中止またはステロイド薬の投与によりすみやかに改善した経過とDLST陽性により、一般的にはDLSTが陽性を示した薬剤による肺炎と診断されることになる。しかし、DPTでは陽性反応が認められず、最終的に他の原因が判明している。このようにDLSTに基づく診断は誤診を生じ、患者本人の不利益のみならず、不確定な症例を用いたさまざまな研究成果は信頼性が乏しいことにもなってしまう。以下に代表的症例を提示する。（図2）

前立腺肥大症の手術後、塩酸ミノサイクリン（以下MINO）とプロナーゼの投与後に発熱し、PL顆粒が追加処方された。しかし、発熱は持続し、胸部単純X線写真上両側上肺野にスリガラス様陰影が認められた。薬剤の中止のみですみやかに改善し、各種検査所見より薬剤誘起性肺炎が疑われた。DLSTでは、PL顆粒は陽性、MINOおよびプロナーゼは陰性であった。しかし、DPTではプロナーゼおよびPL顆粒は陰性、MINOが陽性となった。本例は、現行のDLSTでは、PL顆粒では偽陽性、MINOでは偽陰性が多いために誤診を生じる可能性が高いことを示す教訓的な症例といえる。

## 4. DLSTの判定基準

現在のDLST判定基準は、薬剤の種類にかかわらずS.Iが180％または200％以上を陽性としている。この判定基準に関し根拠となるデータはなく、またこの基準に基づく診断は不確実であること

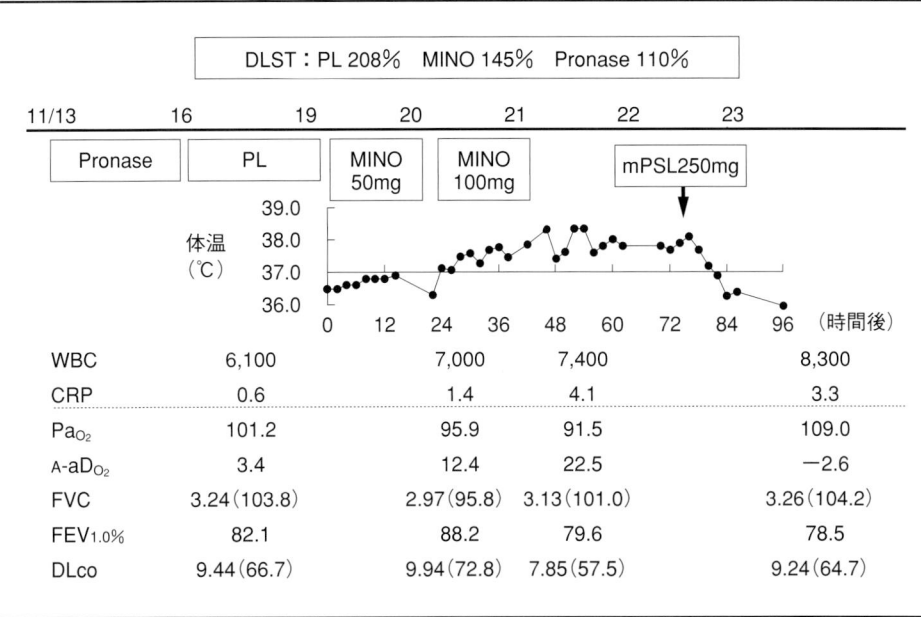

図2　PL顆粒のDLSTが疑陽性を認めた塩酸ミノサイクリン肺炎症例

は前述した通りである．しかしながら，S.I.の判定基準を変えることによって有用性が見いだされる可能性は考えられ，DPT陽性群と陰性群のS.I.値を比較検討してみた（図3）．MINOおよび総合感冒薬では，DPT陽性群と陰性群のS.I.値に差が認められなかった．一方，NSAIDに関しては，S.I.の150％ラインでDPT陽性群と陰性群が明確に区分された．したがって，薬剤によってはS.I.の判定基準を変えることによってDLSTが有用となる可能性はあり，今後症例を増やして検討する必要がある．

## 5. DPTの方法と判定基準

これまで述べてきたように，理論上DLSTは問題があるうえ信頼性のある *in vitro* の検査法がないため，現時点ではDPTしか確実な診断法がない．したがって，個々の症例において充分なインフォームドコンセントを得たうえで，経験豊富で体制が整っている施設において実施されている．以下に，われわれが行っているDPTの実際の方法と判定基準を紹介する．

### (1) DPTの適応

薬剤中止あるいはステロイド薬投与によりすみやかに改善した症例を対象としてDPTを行っている．症状発現まで長期間を要して慢性間質性肺炎（主にNSIPパターン）を呈する症例や，重篤でステロイド反応性の悪い症例に対しては行わないことを原則としている．

### (2) DPTの方法

1）薬剤投与スケジュール（表4）

薬剤1回量の1/10量（ステップ1）→1回量（ステップ2）と1日ごとに反応を確認する．薬剤負荷量が少ないことによる偽陰性を避けるため，最終的には1日量を3日間内服させる（ステップ3）．

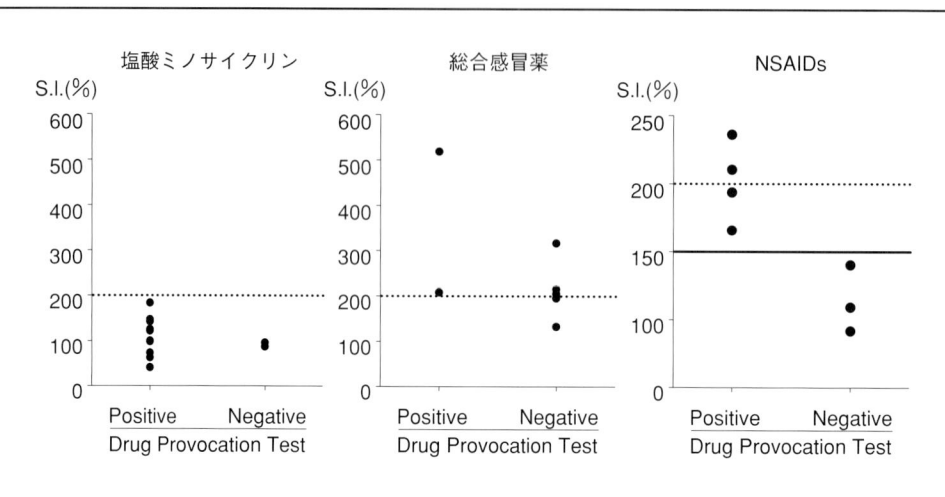

図3　薬剤負荷試験とS.I.値の関連

**表3 塩酸ミノサイクリン負荷試験前後の検査成績**

| Case | WBC | Eosino.(%) | CRP | Pa$_{O_2}$(Torr) | Liver injury | Chest XP | DPT後の治療 |
|---|---|---|---|---|---|---|---|
| 1 | 5,500 → 5,900 | 6 → 11 | 0.9 → 0.7 | unknown | NC | NC | PSL 30 |
| 2 | 5,000 → 7,500 | 5 → 5 (7) | 0.3 → 4.5 | 95.0 → 71.8 | NC | NC | — |
| 3 | 6,800 → 9,100 | 5 → 7 (13) | 0.2 → 0.5 | 82.7 → 66.9 | NC | Multiple consoli. | — |
| 4 | 5,500 → 12,500 | 4 → 1 | 0 → 0 | 94.8 → 78.4 | NC | NC | mPSL 500 → 250 |
| 5 | 5,800 → 12,100 | 2 → 1 (6) | 0.5 → 2.2 | 93.9 → 72.7 | NC | Diffuse reticular | — |
| 6 | 4,600 → 9,100 | 6 → 11 | 0.2 → 4.5 | 75.9 → 51.0 | NC | NC | — |
| 7 | 7,500 → 7,000 | 3 → 32 | 0.3 → 0.5 | 80.9 → 66.4 | NC | NC | PSL 30 |
| 8 | 6,200 → 8,000 | 3 → 4 | unkown | 91.3 → 77.5 | unknown | NC | mPSL250 |
| 9 | 6,500 → 8,600 | 3.7 → 23.9 | 0.0 → 0.4 | unknown | unknown | LM consoli. | — |
| 10 | 7,400 → 16,300 | 1.3 → 0.5 (13) | — → 8 + | unknown | unknown | Bil. LL consoli. | — |
| 11 | 5,600 → 20,600 | 6 → 5 (29) | — → 6 + | unknown | unknown | Bil. LL consoli. | — |
| 12 | 10,000 | 23 | 0.5 → 6.8 | unknown | unknown | Diffuse reticular | — |
| 陽性率 | 9/11 81.8% (20%以上の増加) | 9/12 75% | 9/10 90% | 7/7 100% (10 Torr以上の低下) | 0/7 0% | 6/12 50% | 4/12 33.3% |

NC：no change

**表4 薬剤負荷試験の方法と判定基準**

<薬剤負荷試験の方法>

| | |
|---|---|
| Step 1：被疑薬1/10量1回投与 | 24時間まで体温，症状を観察する。血算，WBC分画，CRP，ガス分析，胸部単純X線写真を24時間後または症状出現時に検索する。 |
| Step 2：被疑薬1回量を1回投与 | 24時間まで体温，症状を観察する。血算，WBC分画，CRP，ガス分析，胸部単純X線写真を24時間後または症状出現時に検索する。 |
| Step 3：被疑薬1日量を3日間投与 | 72時間まで体温，症状を観察する。血算，WBC分画，CRP，ガス分析，胸部単純X線写真を72時間後または症状出現時に検索する。 |

<薬剤負荷試験判定基準>

| | |
|---|---|
| 1）1℃以上の体温上昇（必須） | 2）WBC 20%以上の増加 |
| 3）CRP陽性化 | 4）10 Torr以上のA–a$_{DO_2}$の開大 |

1 +（2 or 3 or 4）で確定する。いずれも満たさなければ陰性である。
＊陽性所見が得られた場合，症状が軽度であれば経過観察とする。比較的強い場合は，コハク酸メチルプレドニゾロンナトリウム250mgを1回投与する。

これは被疑薬がチャレンジテスト陰性であることを確認する意義を有している。

2）DPT時のモニタリング

点滴ルートを確保した後，午前8時に被疑薬を内服する。以後，症状・体温・$Sp_{O_2}$・血圧を1時間おきに記録する。変化が認められた場合，ただちに血液学的検査，動脈血ガス分析，胸部単純X線写真撮影を施行する。多くは自然軽快するが，症状が比較的強い場合にはコハク酸メチルプレドニゾロンナトリウム250mgの1回点滴静注を行う。

3）DPTの判定基準

最も症例数の多いMINOによるDPT前後の検査所見を表3に示す。8割以上が陽性を示した項目は，白血球数20％以上の増加，CRP陽転化および$Pa_{O_2}$ 10Torr以上の低下であった。またMINO投与後の症状としては，1℃以上の体温上昇（85％），咳嗽（62％），呼吸困難（23％）であった。以上の結果より，表4のような判定基準を作成した。薬剤負荷量が少量の場合，これらの基準を満たさない，わずかな反応を示す場合もある。その場合，反応がでることをあらかじめ予定した上でさらに次のステップに進む。

4）DPT陽性時の対処法

これまでDPT施行例では，症状が比較的強いごく少数例においてステロイド薬の単回投与が行われたのみであり，ほとんどは経過観察のみですみやかに回復している。

### （3）DPT判定における注意点

DPTが陽性であれば確定診断される。しかし，DPTが陰性であっても完全には否定できない。例えば，伝染性単核球症の場合には，薬剤アレルギーが出現しやすいことはよく知られている。これと同様に，症例によっては薬剤誘起性肺炎の発症に何らかの感染状態が関与している可能性も考えられる。したがって，DPT施行までに発症後長期間経った場合には陰性になることも推測される。さらに，他のアレルギー疾患において，複数の薬剤を同時に投与した場合のみ陽性所見が得られる場合もある。この可能性を否定するためには，被偽薬を同時に投与する，あるいは順次追加投与するなどの工夫も必要と考える。

## 6. おわりに

近年の分子生物学的診断法の進歩により，薬剤代謝に関連する遺伝子多型が明らかになり，これにより細胞障害性薬剤誘起性肺炎に関してはある程度予測できることが期待される。しかし，アレルギー性の場合には，感染症や環境因子の関与，原因となる抗原が薬剤以外の場合もあることなどから，遺伝子解析による診断法ははるかに困難であると考える。したがって，現時点ではDPT以外に確実な診断法はない。DPTは特別な検査は必要とせず，適応を見極めてプロトコールに基づいて慎重に行えば決して危険な検査法ではない。今後DPTにより確定診断をつける努力とともに，確定診断された症例の検体を用いて各種検査法の評価を行っていくことが重要である。今後信頼できる非侵襲的な検査法が見いだされ，DPTが不要となる時代の到来を期待している。

## 【文献】

1) 近藤有好, 石岡伸一, 宇野勝次, ほか. 医原性肺疾患をめぐって；drug induced lung injuryの現況. 呼吸 1995; 14：698-707.
2) Camus PH. Respiratory disease induced by drugs. Eur Respir J 1997; 10; 260-4.
3) Cooper JA Jr, White DA, Matthay R. Drug-induced pulmonary disease. Part 1 : Cytotoxic drugs. Am Rev Respir Dis 1986; 133: 321-40.
4) Cooper JA Jr, White DA, Matthay R. Drug-induced pulmonary disease. Part 2 : Non-cytotoxic drugs. Am Rev Respir Dis 1986; 133: 488-505.
5) 田村昌士. 薬剤誘起性肺臓炎. 三上理一郎, 編. 内科Mook, NO22, 間質性肺炎とその周辺. 東京：金原出版, 1983; 262-70.
6) 中川和子, 宮島真史, 安藤正幸. 薬剤誘起肺疾患；発生頻度, 疫学. THE LUNG perspectives 1999; 7: 131-5.
7) 宇野勝次, 安部 学, 高中紘一郎. 小柴胡湯のヒトリンパ球に対する免疫薬理作用：薬剤添加リンパ球刺激試験と白血球遊走阻止試験における小柴胡湯の抗原調整の検討. 医療薬学 2001; 27: 307-16.
8) Thong YH, Ferrante A. Inhibition of mitogen-induced human lymphocyte proliferative responses by tetracycline analogues. Clin Exp Immunol 1979; 35: 443-6.
9) Kloppenburg M, Brinkman BMN, De Rooij–Dijk HH, et al. Tetracycline derivative minocycline differentially affects cytokine production by monocytes and T lymphocytes. Antimicrob Agents Chemother 1996; 40: 934-40.

# SECTION 3 治療

## 1. はじめに

　肺は全循環血液が肺循環を介して流れ込む解剖学的特殊性から薬剤による副作用を最も受けやすい宿命をもつゆえ，効果のある治療法を選択する際にはその影ともいうべき副作用面への細心の注意が必要となる．薬剤誘起性肺炎は組織学的には間質性肺炎 {usual interstitial pneumonia；(UIP), chronic interstitial pneumonia；(CIP), びまん性肺胞傷害 (diffuse alveolar damage；DAD), 器質化肺炎を伴う閉塞性細気管支炎 (bronchiolitis obliterans organizing pneumonia；BOOP)}, 閉塞性細気管支炎, 好酸球性肺炎, 肺出血, 肺高血圧, 肺水腫, 肺血管閉塞, 過敏性肺炎, 肺胞蛋白症等が混在してみられ特異的なものはないが[1]，cytotoxic drugによりⅡ型肺胞上皮細胞由来の異型上皮細胞 (bizarre cell) が高率に出現する．しかし，この異型上皮細胞は肺梗塞, 感染でも認められることがあるので注意を要する[2) 3)]．

　本稿では薬剤誘起性肺炎の治療，予後と自験症例について解説する．

### (1) 治療，予後

　臨床経過から薬剤との関連性が推定される場合にはただちに投薬を中止すれば急速に症状が改善

**表1　薬剤誘起性肺炎の死亡率**

|  | 金製剤 | 抗菌薬 | 抗結核薬 | 消炎鎮痛薬 | 抗リウマチ薬 |
|---|---|---|---|---|---|
| 総　数 | 87 | 57 | 10 | 24 | 9 |
| 死亡数 | 16 | 0 | 0 | 0 | 0 |
| 死亡率 (%) | 18.4 | 0 | 0 | 0 | 0 |

| ペプロマイシン | メトトレキサート | エトポシド | シクロホスファミド | ブスルファン | 抗癌薬全体 |
|---|---|---|---|---|---|
| 39 | 11 | 3 | 14 | 7 | 92 |
| 27 | 1 | 0 | 12 | 5 | 50 |
| 69.2 | 9.1 | 0 | 85.7 | 71.4 | 54.3 |

| 漢方薬 | 漢方薬＋インターフェロン | インターフェロン |
|---|---|---|
| 72 | 12 | 11 |
| 8 | 3 | 3 |
| 11.1 | 25.0 | 27.3 |

〔文献4）近藤有好.薬剤による肺障害（薬剤肺炎）．結核 1999; 74: 33-41.より引用〕

することが多いが，副腎皮質ステロイド剤（以下ス剤）を投与すればさらに効果的である．ス剤に対する反応性は組織型では好酸球性肺炎，BOOPでは良好であるが，肺の線維化が進んだ慢性型間質性肺炎では不良である．薬剤の種類では抗菌薬，金製剤，メトトレキサート等では改善例が多いが，ブスルファン，シクロホスファミドでは反応せず死亡例が多い．近藤の報告では予後の判定を死亡率でみると抗菌薬，抗結核薬，消炎鎮痛薬，抗リウマチ薬では死亡例がみられなかったが漢方薬は11.1％，金製剤は18.4％，漢方薬＋インターフェロンは25％，インターフェロンは27.3％とやや高く，抗癌薬ではペプロマイシン69.2％，ブスルファン71.4％，シクロホスファミド85.7％と高死亡率を示していた[4]（表1）．

### (2) 自験症例

1）症例1：ブスルファンによる薬剤誘起性肺炎

最初に慢性骨髄性白血病（chronic myelocytic leukemia，以下CML）に対しブスルファンを投与中，間質性肺炎を併発し経気管支肺生検でbizarre cellの出現を伴う胞隔炎と肺胞腔内器質化を確認し，ス剤の大量投与により救命しえた1例を呈示する[5]．

■症　例：68歳，男性．

■現病歴：1993年3月CMLと診断されインターフェロン，ヒドロキシ尿素の投与を行ったが副作用のため中止した．1993年7月よりブスルファン2mg/dayに変更した．1995年4月ブスルファン投与後22カ月目（総投与量：1,130mg）に乾性咳嗽，発熱，呼吸困難が出現したため受診した．

■身体所見：右側背下部にfine cracklesを聴取した．胸部単純X線写真では右全肺野にスリガラス状陰影を認め（図1），CTでは一部にコンソリデーションを伴う非区域性に分布するスリガラス

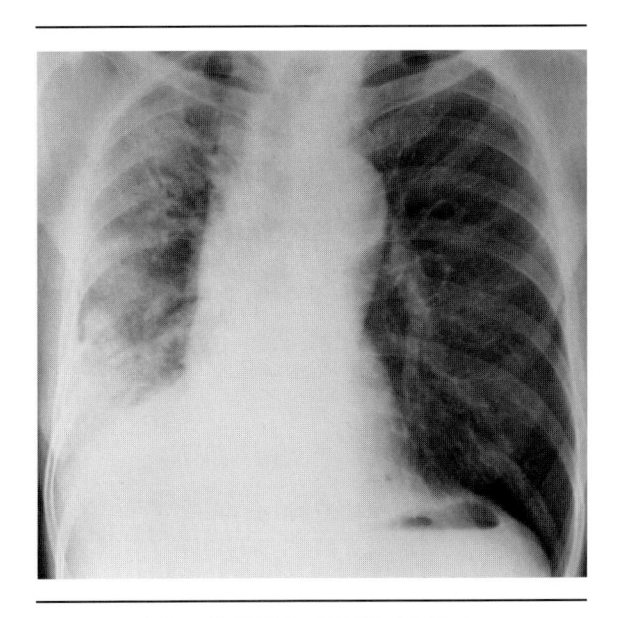

**図1　胸部単純X線写真（症例1）**
右肺野のスリガラス状陰影と容量減少による縦隔の右方偏位を認める．

状の濃度上昇を認めた（図2）。

■**検査所見**：WBC 7,300/μl，LDH 182IU/l，ESR 94mm/hr，CRP 18.1mg/dlと炎症所見が高値であった。TBLBではbizarre cellの出現と肺胞腔内器質化を伴う間質性肺炎の所見であった（図3）。治療はメチルプレドニゾロンによるステロイドパルス療法を5回とシクロホスファミドの併用投与により改善した（図4）。

　ブスルファンによる肺病変は，Olinerら[6)]によるブスルファンの単独治療後に発症した特徴的な間質性肺炎の報告以来まれではあるが，致死的な合併症として知られるようになった。またAymardら[7)]はブスルファンの投与中に発症した肺胞蛋白症の剖検例の詳細な病理所見を検討し，ブスルファンによる肺胞蛋白症が注目されるようになった。自験3症例を含む本邦のブスル

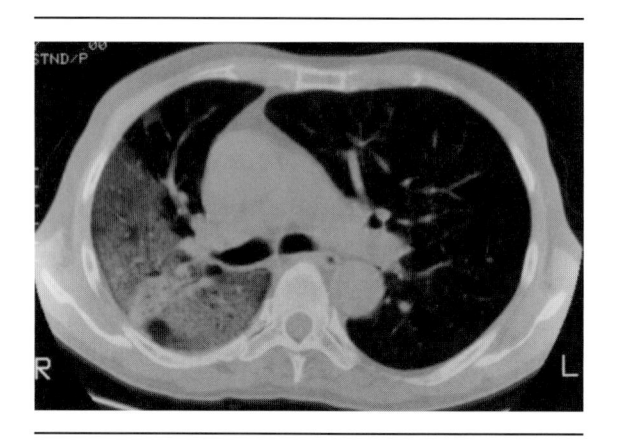

**図2　胸部CT（症例1）**
　右肺に非区域性に分布するスリガラス状の濃度上昇があり一部にコンソリデーションを伴う。

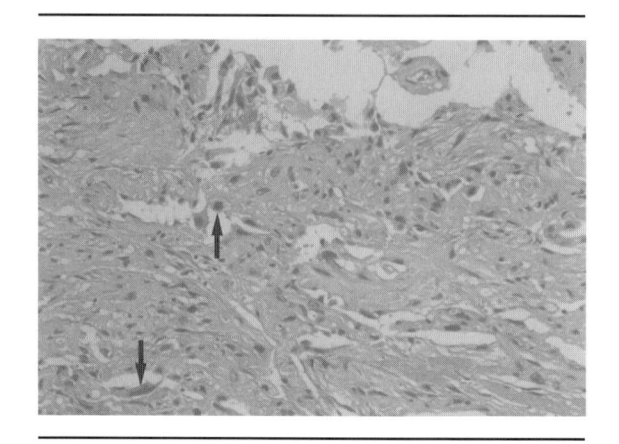

**図3　経気管支肺生検組織像（症例1）**
　肺胞腔内の器質化と異型を伴うII型肺胞上皮細胞（bizarre cell）の出現（→）を認める（H&E stain，×200）。

ファンによる肺病変の報告例16例について検討した結果，間質性肺炎（interstitial pneumonia, 以下 IP）が12例，肺胞蛋白症（pulmonary alveolar proteinosis, 以下 PAP）が3例，好酸球性肺炎が1例であった。基礎疾患は CML15例，本態性血小板血症1例で年齢は18〜82歳（平均46.9歳）であった。肺病変発症までのブスルファン総投与量は196〜5,000mg（平均1729.7mg），投与期間は5〜60カ月（平均26.3カ月）であった。肺病変の発症はブスルファン内服中が12例，中止後が4例（中止後2〜9カ月，平均4.8カ月）であった。胸部単純X線写真所見は両側性の間質性陰影が10例，片側性陰影が4例であった。ス剤は11例（IP8例，PAP2例，不明1例）に投与されス剤反応群が8例（IP7例，不明1例），ス剤非反応群が3例（IP1例，PAP2例）であった。ス剤反応群8例中3例は減量中に再燃し全例6カ月以内に呼吸不全で死亡しており減量に際して注意を要する。再燃のなかった反応群5例中3例は長期生存できたが残りの2例は原病の悪化（CMLの急性転化）で死亡した。ス剤非反応群は全例4カ月以内に呼吸不全で死亡していた。ス剤治療を行わずブスルファンの中止のみとした4例（全例IP）では3例が2カ月以内に呼吸不全で死亡し1例が原病の悪化（CMLの急性転化）で死亡した。間質性肺炎組織所見の特徴は異型を伴うII型肺胞上皮細胞（bizarre cell）の出現と肺胞腔内器質化であった。肺胞蛋白症の組織は単なる肺胞蛋白症の所見に加え間質性肺炎像や bizarre cell を伴っていた。

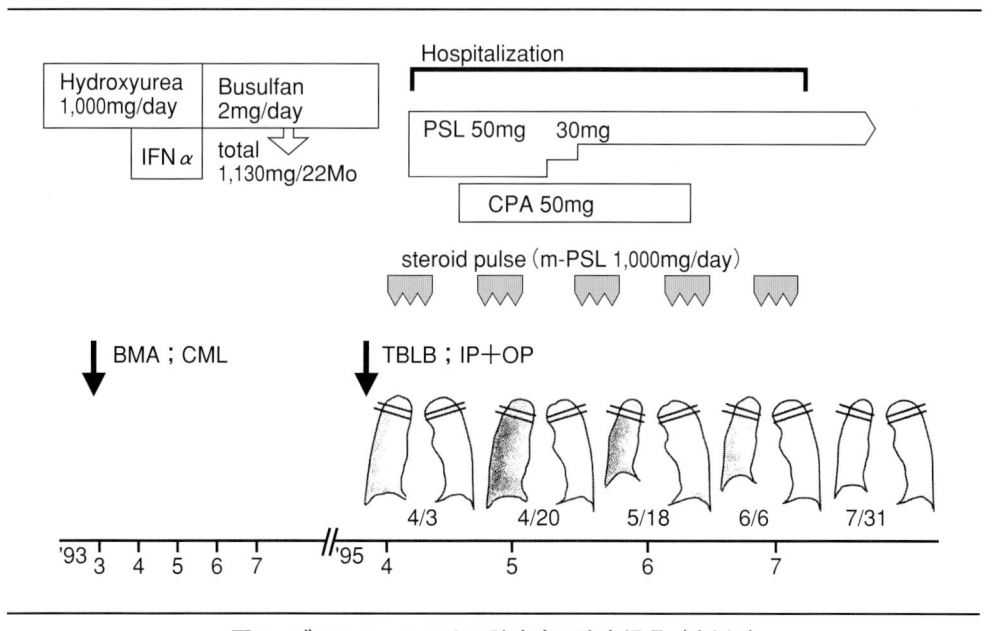

**図4　ブスルファンによる肺病変の臨床経過（症例1）**
CPA：シクロホスファミド

2）症例2：ゲムシタビンによる薬剤誘起性肺炎

次にゲムシタビンとドセタキセルを併用した化学療法後，間質性肺炎を発症した肺腺癌の1例を呈示する。

■症　例：67歳，男性。

■現病歴：2003年4月より乾性咳嗽，労作時呼吸困難が出現した。5月には左腕挙上不能となり，胸部単純X線写真上左上肺野の肺癌が疑われ，精査加療目的で入院した。

■入院時現症：呼吸音は正常で左上肢の外転制限を認めた。胸部単純X線写真では左上肺野に腫瘤陰影を認め，それにより気管は右方に偏位していた。CTでは左上葉から縦隔，前胸壁に浸潤する腫瘍を認め，気管は健側に圧排されていた（図5）。その他，大動脈，左鎖骨下動脈への浸潤，左肺門・縦隔リンパ節の腫大が認められた。

■検査所見：赤沈77mm/hr，CRP1.3mg/dlと軽度の炎症所見増加と腫瘍マーカーでSCC1.6μg/l，CYFRA6.2ng/mlと高値を示した以外は，血算生化学および血液ガス所見に特に異常所見は認め

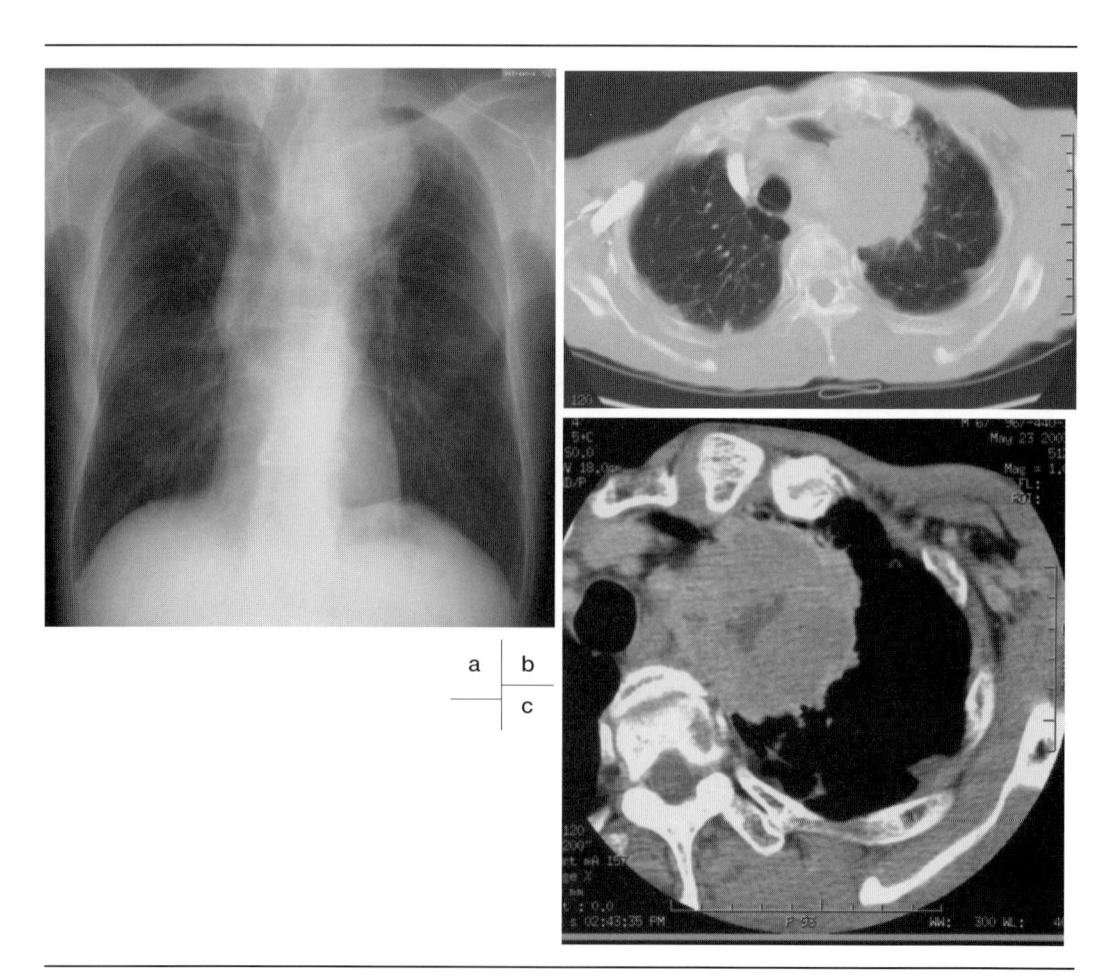

**図5　入院時胸部単純X線写真とCT（症例2）**
胸部単純X線写真は左上肺野に腫瘤陰影を認め，気管は右方に偏位している。CTでは左上葉から縦隔，前胸壁側に浸潤する腫瘍を認め，気管は健側に圧排されている。

られなかった．気管支鏡下擦過細胞診で低分化型腺癌が検出され全身精査の結果，原発性肺腺癌（$T_4N_2M_1$，stage IV，骨・肝・リンパ節転移，PS1）と診断し，ゲムシタビンとドセタキセルの3週毎投与による併用化学療法を開始した．ゲムシタビン投与後に微熱が出現したが，間質性肺炎の発症はなく，2クール終了後のCTでは腫瘍の縮小とリンパ節腫大の軽減を認め，7月23日より3クール目を施行した．直後より発熱，CRPの軽度上昇を認め，聴診上両側背部にfine cracklesを聴取し，PAPM/BPの投与を開始したが反応なく，CTで両背側・下肺優位に淡い肺野濃度の上昇および斑状のコンソリデーションを認め，間質性肺炎の合併を疑い8月15日気管支

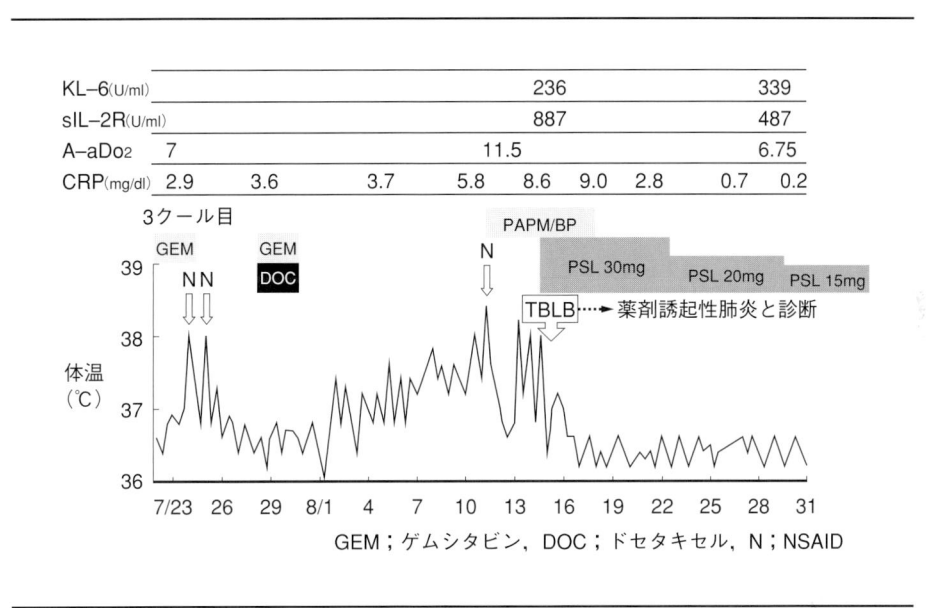

図6 ゲムシタビンによる薬剤誘起性肺炎の臨床経過（症例2）

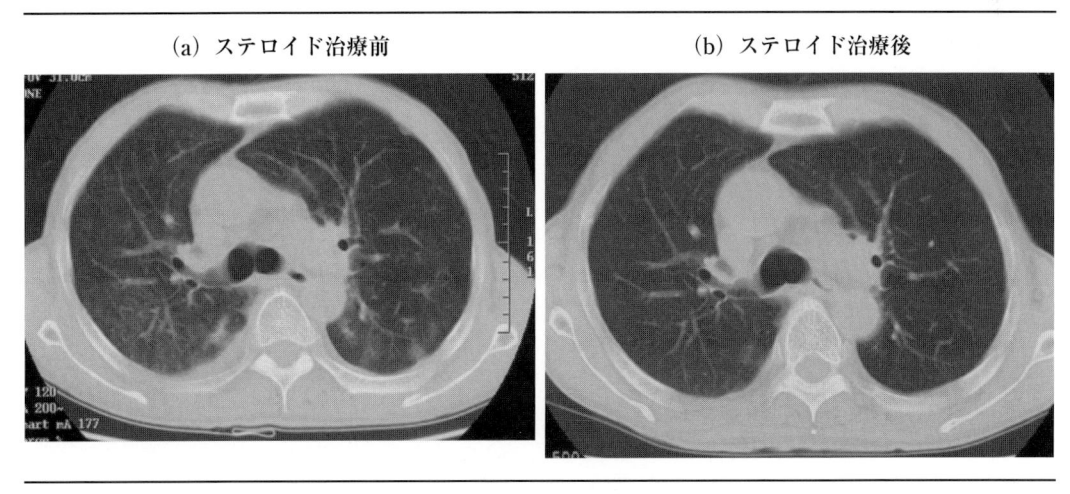

図7 胸部CT（症例2）
（a）ステロイド治療前で，背側・下肺優位に淡い肺野濃度の上昇および斑状のコンソリデーションを認める．
（b）ステロイド投与1週間後で，すみやかに改善を認めた．

鏡検査を施行した。気管支肺胞洗浄液中のリンパ球比率は47.2％と増加し，CD4 85.6％，CD8 4.3％，CD4/8 19.67とCD4の異常高値を認めた。右$B^3$a，$B^2$bの肺生検組織像は軽度の肺胞マクロファージの浸潤とⅡ型肺胞上皮細胞の腫大と，気管支壁および肺胞中隔に軽度のリンパ球，好酸球浸潤が認められ，薬剤誘起性肺炎に矛盾しない所見であった。なお血清のリンパ球刺激試験（DLST）ではドセタキセルは陰性，ゲムシタビンが陽性（236％）であった。以上よりゲムシタビンによる薬剤誘起性間質性肺炎と診断し，8月16日よりプレドニン®30mg/日の内服を開始し1週間後のCT所見は著明に改善したため，徐々に減量し治癒した（図6，7）。

薬剤誘起性間質性肺炎の発症頻度はゲムシタビン単剤で0.9～1.6％，ドセタキセル単剤で0.1～0.6％，ゲムシタビンとドセタキセル併用療法で5.5～20％と高率であり，重症死亡例も報告されている。その発症機序は遅延型アレルギーによると考えられており早期に発見できれば薬剤中止やス剤投与で軽快する場合が多い[8) 9) 10)]。

## 2. おわりに

薬剤性肺炎の治療・予後について筆者の自験例もまじえて概説した。最近の新薬開発とともにその副作用も変貌する可能性を秘めており[11) 12)]，治療にあたっては細心の注意をはらう必要がある。

【文　献】

1) Myers JL. Pathology of drug-induced lung disease. In: Katzenstein A–LA, Askin FD, editors. Textbook of surgical pathology of non-neoplastic lung disease. Philadelphia: WB Saunders Co, 1997: 81-111.
2) 方山揚誠，石舘卓三，富樫　信，ほか．喀痰細胞診にて異型細胞の出現した肺梗塞症の1例．日臨細胞会誌 1987; 26: 1056-61.
3) 谷村繁雄，友安　浩，伴場次郎，ほか．肺癌との鑑別が問題となった肺梗塞の検討．肺癌 1995; 35: 684.
4) 近藤有好．薬剤による肺障害（薬剤肺炎）．結核 1999; 74: 33-41.
5) 川畑雅照，本間　栄，中田紘一郎，ほか．Busulfanによる肺病変3例の臨床病理学的検討．臨床血液 1995; 36: 1009.
6) Oliner H, Schwartz R, Rubio F, et al. Interstitial pulmonary fibrosis following busulfan therapy. Am J Med 1961; 31: 134-9.
7) Aymard JP, Gyger M, Lavallee R, et al. A case of pulmonary alveolar proteinosis complicating chronic myelogenous leukemia. Cancer 1984; 53: 954-6.
8) Gupta N, Ahmed I, Steinberg H, et al. Gemcitabine-induced pulmonary toxicity: Case report and review of the literature. Am J Clin Oncol 2002; 25: 96-100.
9) Pavlakis N, Bell DR, Millward MJ, et al. Fatal pulmonary toxicity resulting from treatment with gemcitabine. Cancer 1997; 80: 286-910.
10) 里内美弥子，小谷義一，加堂哲治，ほか．Gemcitabine, docetaxel併用化学療法による間質性肺炎の検討．肺癌 2001; 41: 667-72.
11) 斉藤泰晴，鈴木栄一．薬剤性肺疾患．呼吸 2003; 22: 205-11.
12) Inoue A, Saijo Y, Maemondo M, et al. Severe acute interstitial pneumonia and gefinitib. Lancet 2003; 361: 137-9.

CHAPTER 3

# 薬剤誘起性胸膜病変，気道病変，縦隔病変

## 1. はじめに

　種々の薬剤が胸水・胸膜肥厚などの胸膜病変，気道病変，縦隔病変を来すことが知られている。いずれも頻度は高くはないが，臨床家がこれらの副作用の知識を熟知していないと，診断の遅れから重大な後遺症を残したり時として致死的になることもありえよう。診断の第一歩は，臨床家が病変の原因として薬剤を疑うことからはじまるのである。さらに確定診断のためにはこれらの病変を来す種々の他原因の除外も必要となる。大部分の症例では薬剤の中止によりすみやかに症状，画像上の改善が得られるが不可逆性の変化が残存する症例もある。成立機序に関してはまだまだ不明な点が多く，さらなる症例の蓄積と詳細な検討が必要である。

## 2. 薬剤誘起性胸膜病変

### (1) 薬剤誘発ループス

　明らかに薬剤誘発ループスを引き起こす薬剤としてはヒドララジン，プロカインアミド，イソニアジド，フェニトイン，クロールプロマジンなどが知られている。上記薬剤は総投与量に関連して薬剤誘発ループスを引き起こす。本邦では欧米に比べ薬剤投与量が少ないため薬剤誘発ループスの発症頻度は低い。またヒドララジン，プロカインアミドに関しては，薬剤代謝に関係する肝 N-acetyltransferase 活性が遅延する個体（slow acetylator）は薬剤誘発ループスが起こりやすく，rapid acetylator の個体は起こりにくい[1)2)]と報告されている。本邦人の90％がrapid acetylatorであるため本邦の薬剤誘発ループスの頻度が低いと考えられている。真性のループスとの鑑別が臨床上問題となるが，一般に薬剤誘発ループスは①胸膜炎で発症することが多く（初発症状の第1位），関節炎や筋肉痛は認められるものの，中枢神経症状や腎障害はまれである。②抗核抗体の染色パターンはhomogenous typeで抗ヒストン抗体が主体である。③抗DNA抗体はds-DNA抗体は認められず，抗ss-DNA抗体が陽性であるなどの特徴をもつ[3)]。プロカインアミドは，薬剤誘発ループスを引き起こす薬剤として最も頻度が高い。長期投与をすると30％症例がSLEを発症し，80％の症例で抗核抗体が陽性との報告がある[4)]。ヒドララジンは，胸膜病変は女性に多く200mg以上を4年

間服用すると10％に肺胸膜病変が出現する[5)6)]。イソニアジドは，アメリカでのイソニアジド主体の肺結核治療中の薬剤誘発ループスの発症率が2％とされている。日本ではこれまでに数例が報告されているにすぎない。1年以上のイソニアジドの投与で20％もの抗核抗体陽性例がみられたという報告[7)]がある。フェニトインは，小児に多くみられる。腎障害や低補体血症を呈するものも報告されている。その他にもペニシリン，D-ペニシラミン，スルホンアミド，テトラサイクリン，エトスクシミド，トリメタジオン，経口避妊薬などの報告があるが，これらの薬剤は発症と総投与量には関係せず薬剤アレルギーにより潜在性のSLEを発症させたり，既存のSLEを増悪させたりする薬剤とされている[8)]。

## （2）間質性肺炎に伴うもの

### 1）麦角製剤

パーキンソン病などに多く用いられている麦角製剤が石綿肺類似の胸膜肺病変を来すことが知られている。麦角製剤には，ブロモクリプリン（パーロデル®），メシル酸ペルゴリド（ペルマックス®），カベルゴリン（カバサール®）などがある。従来から使用されてきたブロモクリプチンによる胸膜肺病変の報告[9)10)]が多いが，比較的新しい製剤である後2者の報告[11)～13)]もある。ブロモクリプリン投与患者における胸膜肺病変の発生率は5年間でおよそ数％程度である。投与期間はばらつきが多く平均21カ月で，総投与量と発症の間には明らかな関係は認められない。胸膜病変を呈した患者のうち50％では肺実質病変を伴い，胸水は非特異的な浸出性胸水でリンパ球優位である[9)]。一般には薬剤中止により症状，胸部単純X線写真上の異常影の改善を認めるが，半減期が長いカベルゴリンで薬剤中止にもかかわらず，数週間にわたって胸膜肺病変が悪化した症例報告[27)]がある。機序は不明であるが，セロトニン作動性が関与している可能性が推測されている[10)]。これらの肺胸膜病変は石綿肺に類似しており，石綿曝露歴を有する患者がブロモクリプリンの投与を受けると肺胸膜病変が生じやすくなる可能性があるとの報告がある[14)]。基礎疾患がパーキンソン病であるため誤嚥性肺炎などに伴う胸水などの鑑別が必要であるが，この副作用の存在に対する知識の欠如によって見過ごされている可能性もあるので要注意である。同じ麦角製剤で片頭痛に用いられるマレイン酸メチセルジド，エルゴタミンでも同様の胸膜肺病変を来す。

### 2）抗癌薬

エンドキサンによる晩発性肺傷害として胸膜病変が知られている。エンドキサン使用後，数カ月から数年後に呼吸困難が出現し，胸部単純X線写真では両側性の間質影のほかに胸郭の前後径の狭小化，肺尖部に強い胸膜肥厚，気胸などの所見を認める。ステロイド治療に反応しにくく，予後は不良である。胸部単純X線写真上の胸膜肥厚所見は，病理学的には胸膜直下の肺実質の線維化であったと報告されている。原因不明の胸膜病変をみた場合，過去に遡った詳細な病歴聴取が必要である[15)16)]。メトトレキサートは高頻度に肺病変を来すことが知られているが胸水貯留も来す。絨毛癌でメトトレキサートを投与された365名の患者で，6％に胸膜痛，1.3％に胸水貯留を認めたという報告[17)]がある。また高容量のメトトレキサートによる治療を受けた210名の患者の8.5％に胸膜炎を認めたという報告[18)]がある。通常投与3～4日後に胸痛を生じ胸部単純X線写真上側面像で葉

間胸膜の肥厚（多くは右）を認めたという。

その他肺病変が主体ではあるがまれに胸水貯留を認める薬剤としてブレオマイシン，マイトマイシン，ブスルファンなどが挙げられる。

### （3）好酸球増多に伴うもの

ダントロレンナトリウムは悪性症候群や痙性麻痺に広く用いられる薬剤であるが，好酸球性胸水を来すことがある。発症時期は内服開始後2カ月以上で，画像的には明らかな肺病変を伴わない胸水貯留が認められる。多くは片側性の胸水で著明な好酸球増多を認める。薬剤中止のみで症状は数日，画像所見は数カ月で改善する[19)20)]。その他ニトロフラントイン，テトラサイクリンも好酸球性胸水を来す。

### （4）肺水腫

血管肉腫や腎癌に使用されるインターロイキン–2により，毛細血管漏出症候群（capillary leak syndrome）による肺水腫が起こり胸水が貯留する[21)]。通常投与開始2週間までに認められる。欧米では大量投与するため死亡例も散見される。NSAIDs[22)]，β刺激薬[23)]などでも肺水腫の報告がある。G–CSFも報告[24)25)]があるが，もともと非心原性肺水腫になる非常に危険度の高い病態が背景にある症例に使用されることが多いため，G–CSFが本当に原因か否か慎重な判断が必要である。

## 3. 気道病変

### （1）ACE阻害薬の副作用

1) 空咳

ACE阻害薬の副作用として空咳がよく知られている。頻度は5〜20％で，投与後2〜3週間に出現する場合が多い。咳は昼間も就寝後も出る。閉経後の女性に多い。発生機序は，ACE阻害薬によりブラジキニンの不活性化が阻害されブラジキニンが肺内に蓄積することによりC線維受容体を刺激し，さらにサブスタンスPなど咳を誘発する物質が遊離され咳を発生させるといわれている。ACE阻害薬の中止により数日で空咳は消失する。薬剤中止で改善しない場合は，咳喘息，慢性副鼻腔炎，GERD等の鑑別が重要である。

2) 血管浮腫

ACE阻害薬の投与後に生じる顔面，口腔，喉頭の限局的浮腫である。ブラジキニンの毛細血管透過性亢進による。頻度は1％以下であり，約半数は1週間以内に起きるが，66カ月後に生じたという報告もある。気道閉塞により死に至ることもある[26)]。治療は気道確保，アドレナリンとステロイドの投与である。

### （2）アスピリン喘息

NSAIDsの内服や注射，貼附薬，塗布薬，座薬の使用直後から2時間程度までの間に喘息発作を

起こす．時に致死的な大発作を起こす．機序としては，アレルギー性反応ではなく，NSAIDsに共通する薬理作用であるアラキドン酸カスケード中のシクロオキシナーゼ阻害作用によるものと考えられている．頻度は4〜28％である．中年女性で副鼻腔炎合併者に多い．アスピリン喘息患者の一部には，コハク酸エステル型ステロイド剤，着色料（黄色4号），防腐剤（安息抗酸ナトリウム，パラベン）によって喘息症状が悪化することもある．

### (3) 閉塞性気管支炎（constrictive bronchiolitis）

D-ペニシラミン[27〜29]，サラゾスルファピリジン，金製剤，ゾニサミドによるものが報告されている．肺機能上は強い閉塞性障害を来し，病理学的には細気管支壁の線維化と細胞浸潤により内腔が狭窄する所見を認める．画像上は気管支細気管支壁の肥厚と肺野の空気とらえ込みによる含気亢進所見を認める．しかしその多くは関節リウマチの治療例であるため，リウマチ自体の肺病変との鑑別が問題となる．

## 4. 縦隔病変

麦角アルカロイド製剤による拘束性心膜炎[9,12]が報告されている．マレイン酸メチルセルジドで後腹膜線維症や大動脈，心臓弁の線維化を起こす[30〜33]．メトトレキサート，フェニトイン，サイクロスポリンで縦隔リンパ節腫大の報告[34]がある．

### 【文　献】

1) Perry HM, Tan EM, Carmody S, et al. Relationship of acetyltransferase activity to nuclear antibodies and toxic symptoms in hypertensive patients treated with hydralazine. J Lab Clin Med 1970; 76: 114.
2) Woosley RL, Drayer DE, Reidenberg MM, et al. Effect of acetylator phenotype on the rate at which procainamide induces antinuclear antibodies and the lupus syndrome. N Eng J Med 1978; 298: 1157.
3) 大谷義夫，角　勇樹，久内　薫，ほか．両側胸水で発症しPSLの投与を必要としたプロカインアミド誘発ループスの一例．日呼吸会誌 1998; 36: 535-40.
4) Reidenberg MM, Drayer DE. Procainamide, N-acetylprocainamide, antinuclear antibody and systemic lupus erythematosus. Angiology 1986; 37: 968-71.
5) Good JT, King TE, Antony VB, et al. Lupus pleuritis, clinical features and pleural fluid characteristics with special reference to pleural fluid anti-nuclear antibodies. Chest 1983; 84: 714-8.
6) Sahn SA. Immunologic disease of the pleura. Clin Chest Med 1985; 6: 83-102.
7) Cannat A, Seligmann M. Possible induction of antinuclear antibodies by isoniazid. Lancet 1966; 22: 185-7.
8) 宮脇昌二，小野寺英朗，坂本賢司．薬剤誘発ループス．西日皮膚 1986; 48: 428-35.
9) 島田裕之，岩田　誠．ブロモクリプチンと胸膜肺疾患．神経内科 1991; 35: 559-66.
10) McElvaney NG, Wilcox PG, Churg A, et al. Pleuropulmonary involvement during bromocriptine treatment of for Parkinson's disease. Lancet 1981; 1: 44.
11) Varsano S, Gershman M, Hamaoui E. Pergolide-induced dyspnea, bilateral pleural effusion and peripheral edema. Respiration 2000; 67: 580-2.
12) Ling LH, Ahlskog JE, Munger TM, et al. Constrictive percarditis and pleuropulmonary disease linked to ergot dopamine agonist therapy (cabergoline) for Parkinson's disease. Mayo Clin Proc 1999; 74: 371-5.

13) Frans E, Dom R, Demedts M. Pleuropulmonary changes during treatment of Parkinson's disease with a long-acting ergot derivative, cabergoline. Eur Respir J 1992; 5: 263-5.
14) Hillerdal G, Lee J, Blomkvist A, et al. Pleural disease during treatment with bromocriptine in patients previously exposed to asbestos. Eur Respir J 1997; 10: 2711-5.
15) Hamada K, Nagai S, Kitaichi M, et al. Cyclophosphamaide-induced late-onset lung disease. Intern Med 2003; 42: 82-7.
16) 服部和美, 伊藤真樹, 川崎一輝, ほか. サイクロフォスファマイドによると思われる遅発性肺線維症の1例. 日小児呼吸器会誌 1996; 7: 22-9.
17) Walden PAM, Mitchell-Heggs PF, Coppin C, et al. Pleurisy and methotrexate treatment. Br Med J 1977; 2: 867.
18) Urban C, Nirenberg A, Caparros B, et al. Chemical Pleuritis as the cause of acute chest pain following high-dose methotrexate treatment. Br Med J 1983; 51: 34-7.
19) Mahoney JM, Bachtel MD. Pleural effusion associated with chronic dantrolene administration. Ann Pharmacother 1994; 28: 587-9.
20) 横村光司, 千田金吾, 須田隆文, ほか. ダントロレンナトリウムによる好酸球性胸水の一例. 日呼吸会誌 2002; 40: 503-7.
21) Vogelzang PJ, Bloom SM, Mier JW, et al. Chest roentgenographic abnormalities in IL-2 recipients. Incidence and corelation with clinical parameters. Chest 1992; 101: 746-52.
22) 岸本卓己, 小野哲也, 佐藤利雄. ボルタレン座薬により全身発疹, 肝障害, 肺病変を認めた1例. 日胸 1991; 50: 55-60.
23) de la Chapelle A, Benoit S, Bouregba M, et al. The treatment of severe pulmonary edema induced by beta adrenergic agonist tocolytic therapy with continuous positive airway pressure delivered by face mask. Anesth Analg 2002; 94: 1953-4.
24) 北村征治, 木内恵子, 福光一夫, ほか. 顆粒球細胞刺激因子（G-CSF）の術前投与との関連が示唆された骨髄採集後肺水腫の一例. 麻酔 1997; 46: 946-50.
25) Takahashi Y, Kobayashi Y, Chikayama S, et al. Effect of granulocyte/colony-stimulating factor on the onset of the adult respiratory distress syndrome. Acta Haematologica 1999; 101: 124-9.
26) Oike Y, Ogata Y, Higashi D, et al. Fatal angioedema associated with enalapril. Intern Med 1993; 32: 308.
27) 本田孝行, 蜂谷 勤, 早坂宗治, ほか. D-ペニシラミン治療後発症の閉塞性細気管支炎を合併した慢性関節リュウマチの一例. 日胸疾患会誌 1993; 31: 1195-200.
28) van de lar MA, Weatermann CJ, Wagenaar SS, et al. Beneficial effect of intravenous cyclophosphamide and prednisone on D-penicillamin-associated bronchiolitis obliterans. Arthritis Rheum 1985; 28: 93-7.
29) Holness L, Tenenbaum J, Cooter NBE, et al. Fetal bronchiolitis obliterans associated with chrysotherapy. Ann Rheum Dis 1983; 43: 593-6.
30) Graham JR. Cardiac and pulmonary fibrosis during methysergide therapy for headache. Am J Med Sci 1967; 254: 1-12.
31) Graham JR, Suby HI, LeCompte PR, et al. Fibrotic disorder associated with methysergide therapy for headache. New Eng J Med 1966; 274: 359-68.
32) Oriando RC, Moyer P, Barnett TB. Metylsergide therapy and constrictive percarditis. Ann Intern Med 1978; 88: 213-4.
33) Harbin AD, Gerson MC, O'Connell JB. Simulation of acute myopericarditis by constrictive pericardial disease with endomyocardial fibrosis due to methysergide therapy. J Am Coll Cardiol 1984; 14: 196-9.
34) Wallace TM Jr. Drug-related pleural and mediastinal disorders. J Thorac Imaging 1991; 6: 36-49.

# CHAPTER 4

# 薬剤誘起性血管病変

## 1. はじめに

　肺は血管が非常に豊富な臓器であり，血液を介した多数の物質に最初に曝される臓器であるために，肺の血管はそれらの物質による傷害を受ける危険性がある。薬剤により肺血管が傷害されて生じる疾患や病態には，①肺血管炎，②肺水腫，③肺高血圧症，④肺血栓塞栓症，⑤肺胞出血などがある[1]。

　肺血管炎は通常，全身の血管炎症候群の一症状として発症することが多い。血管炎症候群は血管炎を主病変とする独立した疾患（原発性）と膠原病や薬剤などに伴う病態（2次性）に分類される。また，傷害を受ける血管の大きさによっても分類され[2]，薬剤誘起性血管炎は主に細動脈，毛細血管，細静脈に炎症を起こすsmall vessel vasculitisとして発症することが多い。small vessel vasculitisは，その病態から抗好中球細胞質抗体（anti-neutrophil cytoplasmic antibody，以下ANCA）の関連するものと免疫複合体沈着を認めるものに分類されるが，薬剤誘起性血管炎では両者が報告されている[3]（表1）。

**表1　主な非感染性血管炎の分類**

| 1）large-vessel vasculitis | 巨細胞動脈炎（側頭動脈炎）<br>高安動脈炎 |
|---|---|
| 2）medium-sized-vessel vasculitis | 結節性多発性動脈炎<br>川崎病 |
| 3）small-vessel vasculitis | ・ANCA関連small-vessel vasculitis<br>　顕微鏡的多発血管炎<br>　Wegener肉芽腫症<br>　アレルギー性肉芽腫性血管炎（Churg–Strauss症候群）<br>　薬剤誘起性ANCA関連血管炎<br>・免疫複合体によるsmall-vessel vasculitis<br>　Henoch–Schönlein紫斑病<br>　本態性クリオグロブリン血症性血管炎<br>　膠原病に伴う血管炎（SLE, Sjögren症候群, Behçet病）<br>　Goodpasture症候群<br>　薬剤誘起性免疫複合体血管炎 |

〔文献3）Jennette JC, Falk RJ. Small-vessel vasculitis. N Engl J Med 1997; 337:1512-23.より引用，一部改変〕

肺水腫は，病態生理学的発症機序から肺血管内圧上昇による血行動態性肺水腫（hemodynamic pulmonary edema）と肺血管内皮細胞の透過性亢進による透過性亢進性肺水腫（permeability pulmonary edema）の2つに分けられる。薬剤誘起性肺水腫においても両者が認められ，前者は体内水分量の貯留や左心不全を誘発させる薬剤で生じ，後者は薬剤による肺血管内皮細胞の損傷やそれに対する生体反応などにより血管の透過性が亢進するために生じるものである[1]。

　肺高血圧症は，原因となる基礎疾患がなく肺末梢の血管系が狭窄を来す原発性肺高血圧症（primary pulmonary hypertension, PPH）と基礎疾患や薬剤などに伴う2次性肺高血圧症（secondary pulmonary hypertension）とに分類され，薬剤誘起性肺高血圧症としては食欲抑制剤を中心とした薬剤や毒素によるものが確認されている[4]。

　薬剤誘起性肺胞出血は，凝固障害や肺毛細血管壁の傷害により出現し，前者は抗凝固薬や血栓溶解薬によるものや薬剤による血小板減少症で生じる。後者は，前述した薬剤誘起性血管炎に伴うものや薬剤によるびまん性肺胞傷害によるものなどがある。

　本稿では，近年薬剤誘起性血管炎として報告が集積されてきているANCA関連血管炎ついて概説し，薬剤誘起性肺水腫，肺高血圧症，肺血栓塞栓症についても言及する。なお，びまん性肺胞傷害については，他項を参照されたい。

## 2. 症例[5]

- **■症　例**：44歳，女性。
- **■主　訴**：咳嗽，血痰。
- **■家族歴**：特記すべきことはない。喫煙歴はなく，吸入歴もない。
- **■現病歴**：バセドウ病でプロピルチオウラシル（propylthiouracil，以下PTU）を投与され，その後甲状腺亜全摘術を施行された。再び甲状腺機能亢進症状が出現したため，PTUを投与された。その後時々両手・足関節の疼痛，腫脹が出現するようになった。

　咳嗽，血痰，微熱が出現したため1991年11月に近医を受診し，胸部単純X線写真で両肺の浸潤影を指摘され，肺炎を疑われて抗菌薬を投与された。一時症状および陰影の改善が認められたが，12月に同様な症状が出現し，再び浸潤影が認められたため，近医に入院し，その後転院となった。PTUは前医入院時に服用を中止していた。
- **■入院時現症**：身長156.2cm，体重42.2kg，体温36.7℃，脈拍100/分・整，呼吸数20回/分，血圧133/74mmHgであった。眼瞼結膜は貧血が認められ，顔面では両頬部の紅斑が認められた。また頸部に手術痕を認めた。胸腹部に異常はなく，四肢に皮疹，浮腫ともに認めなかった。神経学的所見は異常を認めなかった。
- **■入院時胸部X線写真**：両側肺野に広範囲に及ぶ浸潤陰影を認めた（図1）。
- **■入院時検査所見**：RBC 345×10$^4$/μl，Hb 8.3g/dl，Ht 25.8％と貧血を認め，蛋白尿・血尿も認められた。MPO-ANCAは陽性であり，PTUに対する末梢血リンパ球刺激テストは陰性であった（表2）。

■**経気管支鏡下肺生検病理像**：気管支肺胞洗浄では，ヘモジデリン貪食マクロファージを多数認め，肺胞出血に伴う血痰と診断した．一般細菌，抗酸菌，真菌培養は陰性であった（**図2**）．

■**臨床経過**：入院後，関節痛，血痰は消失し，両側肺の浸潤影も徐々に改善した．また，

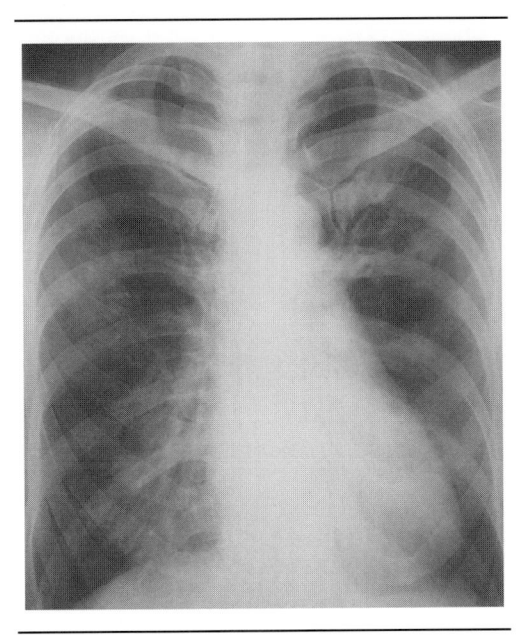

**図1　胸部単純X線写真**
両側全肺野に浸潤陰影を認める．

**表2　入院時検査所見**

| 血液学的検査 | | 血液生化学検査 | | 血清学的検査 | |
|---|---|---|---|---|---|
| RBC | $345 \times 10^4/\mu l$ | TP | 7.3 g/dl | CRP | 0.5 mg/dl |
| Hb | 8.3 g/dl | Alb | 4.2 g/dl | IgG | 1,225 mg/dl |
| Ht | 25.8 % | AST | 13 IU/$l$ | IgA | 325 mg/dl |
| WBC | 3,600 /$\mu l$ | ALT | 10 IU/$l$ | IgM | 516 mg/dl |
| 　Neutro | 52 % | LDH | 200 IU/$l$ | RF | 20 IU/ml |
| 　Eosino | 1 % | ALP | 128 IU/$l$ | ASO | 117 IU/ml |
| 　Lymph | 40 % | BUN | 14.1 mg/dl | C3 | 73 mg/dl |
| 　Mono | 7 % | Cre | 0.4 mg/dl | C4 | 21 mg/dl |
| Plt | $30 \times 10^4/\mu l$ | UA | 1.2 mg/dl | CH50 | 36.6 U/ml |
| PT | 102.4 % | Fe | 8 $\mu$g/dl | ANF | (−) |
| APTT | 103.0 % | TIBC | 327 $\mu$g/dl | Anti-DNA Ab | (−) |
| | | | | Anti-BM Ab | (−) |
| ESR | 53 mm/hr | 甲状腺機能検査 | | PR3-ANCA | (−) |
| | | TSH | 1.6 $\mu$U/ml | MPO-ANCA | (+) |
| 尿検査 | | T3 | 1.66 ng/ml | Microsome test | ×1,600 |
| Prot | 30 mg/dl | T4 | 8.7 $\mu$g/dl | Thyrogloblin Ab | (−) |
| Glu | (−) | | | TSH receptor Ab | 37.9% |
| OB | (＋＋) | | | CHA | ×64 |
| RBC | 11-20/HPF | | | Mycoplasma Ab | <×40 |

MPO-ANCAの低下とともに，尿蛋白，尿潜血も消失した。これらの経過と前医入院時よりPTUが服用中止となっていたことの臨床経過をあわせて，本例をPTUによる薬剤誘起性ANCA関連血管炎と診断した。その後，無治療で退院し，その後再発は認められていない（図3）。

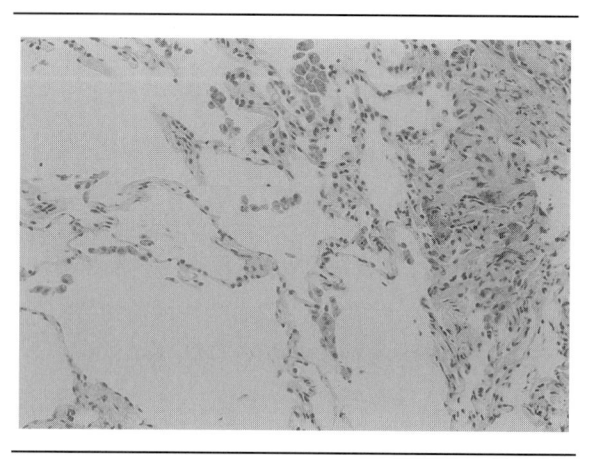

**図2 経気管支鏡下肺生検病理像**
ヘモジデリン貪食マクロファージを多数認める。

**図3 臨床経過**

| | 1987年8月 | 1988年4月 | 1989年4月 | 1991年4月 | 1991年11月 | | 12月 | 1992年4月 | 1993年4月 | 1994年4月 | 1995年4月 |
|---|---|---|---|---|---|---|---|---|---|---|---|
| | Basedow病発症 | 甲状腺亜全摘 | | | | 入院 | 退院 | | | | |
| PTU | 150mg/日 | | | 50mg/日 | | | | | | | |
| 関節炎 | | | | | ▲▲▲ | | | | | | |
| 血痰 | | | | | ● | ● | | | | | |
| RBC(×10⁴/μl) | 480 | 444 | 501 | 418 | 312 | 345 | 400 | 435 | 485 | 446 | 471 |
| WBC(/μl) | 4,400 | 3,100 | 3,000 | 4,300 | 4,100 | 3,600 | 3,100 | 3,000 | 3,600 | 3,200 | 4,700 |
| 尿蛋白 | (−) | (−) | (−) | (−) | (+) | (+) | (+/−) | (+/−) | (−) | (−) | (−) |
| 尿潜血 | | | | (++) | (++) | (++) | (+) | (+/−) | (−) | (−) | (−) |
| MPO-ANCA (EU/ml) | | | | | | 138 | | 46 | | 35 | 44 |

# 3. 薬剤誘起性ANCA関連血管炎

## (1) 原因薬剤

　現在までに，**表3**に示すような薬剤によると思われるANCA関連血管炎が報告されている[6]。これらのなかで，最も多く報告されている薬剤は抗甲状腺薬である。

　1992年に，StankusらがPTUを投与中のバセドウ病患者に血痰を伴う肺病変が出現したANCA陽性の症例をはじめて報告し，1993年DolmanらがPTU治療中にMPO–ANCAが陽性で血管炎症状が出現した6例を報告して以来，PTU治療中に出現したANCA関連血管炎の報告が集積されてきている。肺胞出血に伴う呼吸器症状を呈した症例も，自験例も含め現在までに14例報告されている（**表4**）。また，抗甲状腺薬である1–メチル2–メルカプトイミダゾール（methimazole）でも，ANCA関連血管炎による肺胞出血が報告されている。

**表3　これまでに報告されたANCA関連血管炎誘起薬剤**

| 薬　剤 | 初報告年 | 文　献 |
|---|---|---|
| 抗甲状腺薬 | | |
| 　Propylthiouracil | 1992 | Chest 102: 1595 |
| | 1993 | Lancet 342: 651 |
| 　Thiamazole | 1996 | Nephron 74: 734 |
| 　Methimazole | 1995 | Clin Exp Dermatol 20: 345 |
| 　Carbimazole | 1995 | Br J Rheumatol 34: 1090 |
| 降圧薬 | | |
| 　Hydralazine | 1992 | J Intern Med 231: 37 |
| 抗菌薬 | | |
| 　Minocycline | 1999 | Semin Arthritis Rheum 28: 392 |
| 　Cefotaxime | 2000 | Ren Fail 22: 245 |
| 　Piperacillin | 2000 | Clin Nephrol 54: 249 |
| 抗リウマチ薬 | | |
| 　Sulfasalazine | 1994 | J Rheumatol 21: 748 |
| 　D–penicillamine | 1997 | J Rheumatol 24: 86 |
| 高尿酸血症治療薬 | | |
| 　Allopurinol | 2000 | Arthritis Rheum 43: 405 |
| $H_2$受容体拮抗薬 | | |
| 　Cimetidime | 1999 | Am J Kidney Dis 33: E7 |
| 抗腫瘍薬 | | |
| 　Fludarabine | 1996 | Nephrol Dial Transplant 11: 2306 |
| 　Levamisole | 1999 | Br J Dermatol 140: 948 |

〔文献6）有村義宏，藤井亜砂美，長澤俊彦．薬剤誘発ANCA関連血管炎．リウマチ科 2001; 26: 468-74.より引用，一部改変〕

表4 呼吸器症状を呈したpropylthiouracilによるANCA関連血管炎

| | 報告者（報告年） | 投与期間 | 血痰 | 血尿 | 他の症状 | 貧血 | 胸部陰影 | ANCA | 肺出血 | 腎炎 | 血管炎 | 治療 | 人工呼吸管理 | 予後 | 文献 |
|---|---|---|---|---|---|---|---|---|---|---|---|---|---|---|---|
| 1 | Stankus (1992) | 15日 | + | − | 咳，呼吸困難，皮疹 | ± | + | NE | NE | NE | + | PSL+CPA | − | 良 | Chest,102: 1595 |
| 2 | D'Cruz (1995) | 1年 | + | − | 関節痛，倦怠感，呼吸困難，皮疹 | ++ | + | p.MPO | + | + | − | PSL+CPA | − | 良 | Br J Rheumatol,34: 1090 |
| 3 | Romas (1995) | 1年5ヵ月 | + | − | 咳，関節痛，上強膜炎 | ++ | − | p.MPO,HNE | NE | NE | − | − | − | 良 | J Rheumatol,22: 803 |
| 4 | Ohtsuka (1997) | 3年2ヵ月 | + | + | 発熱，関節炎 | ++ | + | p.MPO | + | NE | − | − | − | 良 | Eur Respir J,10: 1405 |
| 5 | Fujii (1997) | 3年 | + | − | 発熱，呼吸困難，関節炎，皮疹 | ++ | + | p.MPO | + | NE | − | mPSL,PSL+CPA | − | 良 | リウマチ,37: 788 |
| 6 | Harper (1998) | 2年6ヵ月 | + | + | 呼吸困難，難聴，耳鳴 | ++ | + | p.MPO | + | + | + | mPSL,PSL+CPA | − | 良 | Nephrol Dial Transplant,13: 455 |
| 7 | Dhillon (1999) | 15日 | + | + | 発熱 | ± | + | p | + | + | + | mPSL | + | 良 | Chest,116: 1485 |
| 8 | Gunton (1999) | 7年 | + | + | 記載なし | ++ | + | p.MPO | + | NE | NE | PSL+CPA | − | 死亡 | J Clin Endocrinol Metab,84: 13 |
| 9 | Makiyama (2000) | 2年 | + | + | 発熱，呼吸困難 | ++ | + | MPO | + | NE | NE | mPSL,PSL | − | 良 | 日呼吸会誌,38: 201 |
| 10 | Ujihara (2001) | 5ヵ月 | + | + | 咳，発熱，関節炎，皮疹 | ++ | + | MPO | + | + | + | PSL | − | 良 | Respiration,69:473 |
| 11 | Katayama (2002) | 8年 | − | + | 咳，発熱 | ++ | + | MPO | + | NE | − | mPSL | + | 良 | 日呼吸会誌,112 : 1229 |
| 12 | Nakamori (2003) | 4年 | + | + | 咳 | ++ | + | MPO | NE | NE | NE | PSL | − | 良 | Intern Med,42:529 |
| 13 | Yamauchi (2003) | 5年 | + | − | 咳，発熱 | ++ | + | MPO,PR3 | + | NE | NE | − | − | 良 | Respirology,8:532 |
| 14 | Nomiyama (2004) | 7年 | + | + | 呼吸困難 | ++ | + | MPO | + | NE | NE | mPSL,PSL+CPA | − | 良 | 日呼吸会誌,42 : 324 |

P: perinuclear MPO:myeloperoxidase HNE:human neutrophil elastase
PSL:prednisolone mPSL:methylprednisolone CPA:cyclophosphamide PR3:proteinase 3 NE:not evaluated
注）症例11では，血痰の記載はないが，気管内挿管時に気道出血を認めた。

### (2) 臨床所見

抗甲状腺薬に伴うANCA関連血管炎は，バセドウ病患者が女性に多いことを反映してか，女性に多くみられ，治療開始から発症までの期間はさまざまである．症状では，血尿が78％と最も高頻度であり，関節痛が56％，皮膚症状が44％にみられ，呼吸器症状は27％に認められた[7]．呼吸器症状を呈した14例では，13例に血痰がみられ，血痰の記載のなかった1例も気管内挿管チューブからの出血がみられた．その他，筋痛20％，上気道炎症状20％，眼症状16％と多彩であり，その出現頻度は顕微鏡的結節性多発動脈炎の臨床像とほぼ同様である．検査所見では血尿，蛋白尿や腎機能障害がみられることが多く，炎症反応も陽性となる．ANCAの種類では，MPO-ANCAが約80％を占めている[6]．

肺胞出血例では，貧血，低酸素血症，胸部単純X線写真でのびまん性のスリガラス様陰影やair bronchogramを伴う浸潤（肺胞充満）影がみられる．陰影は肺門中心性あるいは下肺野に両側性に出現することが多く，しばしば急速に拡大する．CTでは，強い濃度上昇領域と淡い濃度上昇領域とが混在してみられる．呼吸器症状を呈した14例では，12例に明らかな貧血や胸部浸潤影がみられ，気管支肺胞洗浄あるいは肺生検を行った12例全例で肺胞出血が確認された．また，組織学的検査を行った9例中3例で血管炎が認められた（**表4**）．

### (3) 診　断

有村ら[6]は，薬剤誘起性ANCA関連血管炎の診断基準として，①薬剤投与前のANCAが陰性，②薬剤投与後に血管炎が出現しANCAが陽性となる，③薬剤中止で血管炎が改善あるいは軽快しANCA値も低下ないし正常化する，④薬剤再投与で同様の症状が出現する，⑤血管炎は薬剤投与を必要とした原疾患では出現しない，⑥薬剤の関与を示唆する検査が陽性となることを挙げているが，④は薬剤の関与に気づかず再投与された場合を除き，危険であり行うべきでなく，実際には②③⑤あるいは②③で診断されていることが多い．

### (4) 治療と予後

まず，誘因と考えられる薬剤を中止する．薬剤中止のみで改善する例もあるが，重症の場合にはステロイドやシクロホスファミドなどの免疫抑制療法が必要である．原発性ANCA関連血管炎に比べ腎炎の重症度も軽い傾向が認められ，透析導入率，死亡率，再発率も低く，予後良好の場合が多い[6)7)]．呼吸器症状を呈した14例でも，11例に免疫抑制療法を必要としたが，1例が死亡したのみで予後は良好であった（**表4**）．

## 4. 薬剤誘起性肺水腫

### (1) 血行動態性肺水腫[1]

1) 原因薬剤

　a) アルブミン，血漿蛋白製剤，等張性・高張性輸液製剤など

　これらの物質の投与により体内水分量が貯留するために生じる。

　b) α-受容体作動薬，β-受容体遮断薬，Ca拮抗薬など

　エピネフィリンなどのα-受容体作動薬，プロプラノロールなどのβ-受容体遮断薬，ベラパミルなどCa拮抗薬により左心不全が誘発されると生じる。

### (2) 透過性亢進性肺水腫[1)8)9)]（表5）

1) 原因薬剤

　a) エスクロルビノール

　エスクロルビノールは経口の催眠薬として使用されているが，静注することにより発症する。血管内皮に対する直接作用によるとされており，多くは1～2日間で改善するが，症度により呼吸管理が必要なことがある。

　b) 麻薬・麻酔薬（ヘロイン，プロポキシフェン，メサドン，ナロキソン）

　経口でも発症するが，主に静注で発症する。人工呼吸管理が必要なことがあるが，1～2日で離脱できることが多く，胸部単純X線写真上の両側肺胞性陰影も2～4日で正常化する。

　c) 陣痛防止薬（リトドリン，イソクスプリン，サルブタモール，テルブタリン）

　β受容体刺激薬であるが，発症頻度は0～4.4％で，投与後早期に（24時間以内）に発症することが多い。急速に改善する（24時間以内）が，人工呼吸管理が必要な症例も報告されている（8％以下）。

　d) アスピリン（アセチルサリチル酸）

　短時間で大量の薬剤を服用した場合に発症するが長期服用例での発症もある。中毒症状の出現後に呼吸器症状が出現する。アスピリン中毒で入院した患者の7％に非心原性肺水腫が出現したと報告されている。多くの症例で治療に反応し，早急に呼吸状態が改善する。

　e) 利尿剤

　ヒドロクロロチアジドなどによる報告がある。数分から数時間で発症し，24時間以内に症状が改善する例が多いが，数日症状が持続する場合もある。原因は明らかでない。

　f) プロタミン

　アナフィラキシー反応および1時間以内に生じる遅延反応が生じた場合に，肺水腫が発症することがある。さまざまの治療にもかかわらず，致死率は約30％と高い。

　g) リコンビナントインターロイキン2

　肺微小血管の透過性亢進とともにリンパ球，好中球による肺実質への浸潤があり，血圧低下，水分負荷の増加が認められる。

h）その他

シクロスポリンは経口・静注ともに発症するが，血中濃度とは必ずしも関係しない。三環系抗うつ薬，アミオダロンでの発症も報告されている。また，近年抗癌薬での発症例が多く報告されている[10]（**表6**）。

2）診断・治療

薬剤による透過性亢進性肺水腫も薬剤以外の原因による肺水腫と臨床像は変わりない。臨床症状，検査データ，画像所見とともに薬剤投与歴に注意をはらうことが重要である。治療に関しては，早期に薬剤を中止することが第一であり，必要な場合には補助換気を行うなどの一般的な透過性亢進性肺水腫と同等の治療を行う。

**表5　非心原性肺水腫誘起薬剤**

| | |
|---|---|
| Group 1 (>10 cases) | ・Ethchlorvynol<br>・麻薬・麻酔薬<br>　　Heroin<br>　　Propoxyphene<br>　　Methadone<br>　　Naloxone<br>・陣痛防止薬<br>　　Ritodrine<br>　　Isoxsuprine<br>　　Salbutamol<br>　　Terbutaline<br>・非ステロイド抗炎症薬<br>　　Salicylate<br>・利尿薬 hydrochlorothiazide<br>・Protamine<br>・Recombinant interleukin 2 |
| Group 2 (5〜10 cases) | ・Cyclosporine<br>・三環系抗うつ薬<br>・Amiodarone<br>・ビンカアルカロイド系抗癌薬<br>・Mitomycin C<br>・Bleomycin<br>・Cytosine arabinoside |
| Group 3 (controversial areas) | ・Amphotericin B と好中球輸血<br>・Insulin と糖尿病性ケトアシドーシス |
| Group 4 (<5 cases) | ・Streptokinase<br>・ST 合剤<br>・Flurazepam<br>・Lidocaine<br>・Sclerotherapy<br>・Nitroprusside<br>・Intrathecal methotrexate |

〔文献8）Reed CR. Drug-induced noncardiogenic pulmonary edema. Chest 1991; 100: 1120-4. より引用，一部改変〕

## 5. 薬剤誘起性肺高血圧症

2次性肺高血圧症の原因疾患・薬剤等を**表7**，**表8**に示す[11]が，薬剤誘起性肺高血圧症はPPHと類似した臨床像を示すことから関連の強い疾患として位置づけられている[4) 12)]。

### (1) 原因薬剤
1) 食欲抑制薬

肺高血圧症との関連性が明確な薬剤として，食欲抑制薬であるアミノレックス，フェンフルラミンおよびその誘導体のデクスフェンフルラミンがあり，大規模試験により因果関係が証明されている。アミノレックスは，1960年代末から1970年代初めまで欧州を中心に使用され，製造中止後と比較して，約20倍の高率で慢性の肺高血圧症が発症した。使用者の0.1〜0.2％に肺高血圧症が生じ，発症から3年半後には5割の患者が死亡したため，製造中止となった。その病理像は，筋性動脈の中膜の肥厚，細血管の筋層化などPPHと同等の変化であった。

1980年代から1990年代までに新規に発売されたフェンフルラミン誘導体（フェンフルラミン，デクスフェンフルラミン）も同様であった。欧州でのcase-control studyでは，フェンフルラミン誘導体を中心とした食欲減退薬を使用した結果，オッズ比6.3で肺高血圧のリスクが増加し，3カ

**表6 これまでに報告された非心原性肺水腫誘起抗癌剤**

| 薬 剤 | 頻 度 | 文 献 |
|---|---|---|
| ・Cytarabine(high dose) | high | Am J Med 1981; 70: 256-61 |
| ・Recombinant IL-2 (high dose intravenous) | 3〜20% | Am J Roentgenol 1989; 152: 749-52 |
| ・Bone marrow transplantation | moderate | Bone marrow transplant 1996; 18: 177-84 |
| ・All-trans-retinoic acid(ATRA) | 12% | Blood 1998; 92: 2712-8 |
| ・Arsenic trioxide ($As_2O_3$) | 15% | J Clin Oncol 2000; 18: 2620-5 |
| ・Gemcitabine | 0.1% | Cancer 1997; 80: 286-291 |
| ・Gemcitabine plus docetaxel | rare | Ann Oncol 1999; 10: 943-7 |
| ・Vinblastine | anecdotal | JAMA 1978; 240: 1585 |
| ・Mitomycin plus vinblastine | 2% | Arch Intern Med 1985; 145: 1905-7 |
| ・Intrathecal methotrexate | occasional | Cancer 1982; 50: 866-8 |
| ・G-CSF | occasional | Chest 1995; 107: 276-8 |
| ・Dacarbazine plus fotemustine | anecdotal | Eur J Cancer 1993; 29A: 711-9 |

〔文献10) Briasoulis E, Pavlidis N. Noncardiogenic pulmonary edema: An unusual and serious complication of anticancer therapy. Oncologist 2001; 6: 153-61.より引用，一部改変〕

月以上の使用でオッズ比は23.1にも及ぶと報告された[12]。米国においても，6カ月以上の食欲減退薬の使用で，オッズ比7.5で肺高血圧のリスクが増加すると報告されている[13]。セロトニンが関連するとの報告があるが，明らかな原因は不明である。なお，これらの食欲減退薬は日本では認可されておらず，国内報告例はない。

2) L–トリプトファン

抗うつ薬として使用されたL–トリプトファンについても，大規模試験は行われていないが関連

表7　2次性肺高血圧症

| | |
|---|---|
| 呼吸器疾患 | ・間質性肺疾患<br>・換気障害<br>・先天異常<br>・低酸素起因性；高山病 |
| 心疾患 | ・左心室充満不全<br>・体–肺循環シャントを伴う先天性心疾患 |
| 血栓塞栓疾患あるいは肺血管系の閉塞 | ・肺血栓塞栓症<br>・縦隔洞線維症<br>・肺静脈閉塞症<br>・異物；タルクなど<br>・腫瘍<br>・血球素病<br>・住血吸虫卵 |
| 膠原病による血管疾患と肺血管炎 | |
| 外因性物質 | ・食欲抑制剤<br>・毒性菜種油<br>・L–トリプトファン<br>・コカイン |
| HIV感染症 | |
| 門脈圧亢進症 | |

〔文献11〕Rubin L. Primary pulmonary hypertension. Chest 1993; 104: 236-50.より引用，一部改変〕

表8　肺高血圧誘起薬剤

| | |
|---|---|
| 食欲抑制薬 | ・Aminorex<br>・Fenfluramine |
| L–Tryptophan | |
| 抗癌薬<br>（主に肺静脈閉塞症による） | ・Bleomycin<br>・Cyclophosphamide<br>・Etoposide<br>・Mitomycin C |
| その他 | ・Cocaine |

〔文献11〕Rubin L. Primary pulmonary hypertension. Chest 1993; 104: 236-50.より引用，一部改変〕

が認められている。1989年ニューメキシコでL–トリプトファンに関連すると考えられた好酸球性筋痛症候群（eosinophilia-myalgia syndrome）が流行し，死亡者も報告された。筋痛，関節痛とともに，呼吸困難が出現し，肺にびまん性に浸潤影を認め，肺高血圧を合併するもので，L–トリプトファンあるいは代謝産物による血管炎が原因とされている。

3）コカイン，メタアンフェタミン

　コカインやメタアンフェタミンの長期吸入により発症することが報告されている。

4）抗癌薬

　ブレオマイシン，シクロホスファミド，エトポシドなどの抗癌薬により肺静脈閉塞症（pulmonary veno-occulusive disease）を生じ肺高血圧症となった例の報告もある。まれな疾患であるとともに，抗癌薬に伴う肺線維症と誤って診断されることが多いため，臨床診断が困難で，病理診断においても診断困難なことが多い。明らかな原因は不明である。

　薬剤誘起性肺高血圧症は，PPHと類似した臨床像を示し，予後も不良なため，薬剤歴の問診が特に重要である。

## 6. 薬剤誘起性肺血栓塞栓症

　薬剤による肺血栓塞栓症の発症機序は，以下の2つに分類される。①薬剤による血管内の凝固系の亢進あるいは線溶系の低下が生じる場合などであり，これらが静脈内の血栓塞栓形成を促進し発症する。②治療あるいは診断で用いる薬剤が直接肺血管系に取り込まれ発症する場合など，直接的に薬剤自体が肺血栓塞栓症を発症する[1) 14) 15)]（**表9**）。

表9　肺血栓塞栓誘起薬剤

| | |
|---|---|
| ・性ステロイドホルモン | 経口避妊薬（エストロゲン，プロゲステロン）<br>閉経後のホルモン補充療法（エストロゲン） |
| ・肺血管塞栓術用薬剤，油性リンパ管造影剤 | |
| ・Heparin | |
| ・抗精神病薬 | Chlorpromazine<br>Thioridazine |
| ・薬物乱用（異物塞栓） | タルク，澱粉，セルロース |

### (1) 原因薬剤

1）性ステロイドホルモン[16)]

　経口避妊薬（エストロゲン，プロゲステロン）の服用者に肺血栓塞栓症が高率に発症するとの報告が多い。大規模な前向き試験では，服用者は非服用者と比較して約2.2倍の発症率であり，服用中止後の発症率は，非服用者と同様であることが報告されている。また，閉経後のホルモン補充療

法で使用されるエストロゲンは，経口避妊薬に含有されるエストロゲンより少ない量であるが，肺血栓塞栓症の発症率は非服用者の約2.1倍とされ，服用中止後は非服用者と同等の発症率となっている。凝固系の亢進と線溶系の低下が考えられている。

2）肺血管塞栓術用薬剤，油性リンパ管造影剤

　肺動静脈奇形などの肺血管塞栓術の際に使用されるゲルフォームなどにより，直接の血管閉塞により発症する。油性リンパ管造影剤では，脂肪酸による血管内皮の傷害により，血管収縮がさらに進行することも報告されている。

3）ヘパリン

　ヘパリン誘起性血小板減少症は，早期に発症するヘパリンによる直接作用のほかに，投与後数日以降に発症するヘパリンへの抗体反応によるものが報告されている。後者は，抗血小板抗体となり，血小板が破壊されることにより凝固活性物質が放出され，血栓が産生され，肺血栓塞栓症を発症しやすい。

4）抗精神病薬

　フェノチアジン系のクロルプロマジン，チオリダジンを中心に報告されてきたが，近年ドパミンD2・5HT$_2$拮抗薬であるオランザピン，リスペリドンなどによる肺血栓塞栓症の報告もされてきている。

5）薬物乱用

　薬物乱用者が，アンフェタミン，メチルフェニデートなどの経口薬を静注する際に，希釈や濾過時に混入する異物（タルク，澱粉，セルロースなど）により，肺小血管が閉塞され，異物性肉芽腫となり，胸部単純X線写真上小粒状陰影を呈する。タルク使用時には，徐々に融合し，塵肺に認められるprogressive massive fibrosis様の陰影が認められることがある。

【文　献】

1) Kumar K, Holden WE. Drug-induced pulmonary vascular disease: Mechanisms and clinical patterns. West J Med 1986; 145: 343-9.
2) Jennette JC, Falk RJ, Andrassy K, et al. Nomenclature of systemic vasculitides: Proposal of an International Consensus Conference. Arthritis Rheum 1994; 37: 187-92.
3) Jennette JC, Falk RJ. Small-vessel vasculitis. N Engl J Med 1997; 337:1512-23.
4) Rich S, editor. World symposium on primary pulmonary hypertention 1998. France: Evian, 1998.
5) Ohtsuka M, Yamashita Y, Doi M, et al. Propylthiouracil-induced alveolar haemorrhage associated with antineutrophil cytoplasmic antibody. Eur Respir J 1997; 10: 1405-7.
6) 有村義宏，藤井亜砂美，長澤俊彦．薬剤誘発ANCA関連血管炎．リウマチ科　2001; 26: 468-74.
7) 氏原真弓，石黒洋明，小玉　肇，ほか．抗甲状腺薬によるMPO–ANCA関連血管炎：プロピルチオウラシル（PTU）による1例および既報44例の検討．日皮会誌　2002; 112: 1229-40.
8) Reed CR. Drug-induced noncardiogenic pulmonary edema. Chest 1991; 100: 1120-4.
9) Rosenow EC, Myers JL, Swensen SJ, et al. Drug-induced pulmonary disease. An update. International Primary Pulmonary Hypertension Study Group. Chest 1992; 102: 239-50.
10) Briasoulis E, Pavlidis N. Noncardiogenic pulmonary edema: An unusual and serious complication of anticancer therapy. Oncologist 2001; 6: 153-61.

11) Rubin L. Primary pulmonary hypertension. Chest 1993; 104: 236-50.
12) Abenhaim L, Moride Y, Brenot F, et al. Appetite-suppressant drugs and the risk of primary pulmonary hypertension. International Primary Pulmonary Hypertension Study Group. N Engl J Med 1996; 335: 609-16.
13) Rich S, Rubin L, Walker AM, et al. Anorexigens and primary pulmonary hypertension in the United States. Results from the surveillance of North American pulmonary hypertension. Chest 2000; 117: 870-4.
14) Israel–Biet D, Labrune S, Huchon GJ. Drug-induced lung disease: 1990 review. Eur Respir J 1991; 4: 465-78.
15) Fraser RS, Müller NL, Colman N, et al. Emboli of extravascular tissue and foreign material. In: Diagnosis of diseases of the chest, 4th ed. Philadelphia: WBSaunders, 1999; 1857-76.
16) Grodstein F, Stampfer MJ, Goldhaber SZ, et al. Prospective study of exogenous hormones and risk of pulmonary embolism in women. Lancet 1996; 348: 983-7.

# CHAPTER 5
# 薬剤誘起性間質性肺炎：画像所見と主な薬剤

## SECTION 1
## AIP/DADパターンを呈する薬剤誘起性間質性肺炎

### 1. はじめに

　薬剤誘起性肺疾患はさまざまな種類の薬剤により発症し，その臨床像も多種多彩である。加えて特異的な画像，病理所見がないので，診断には薬剤以外の原因を除外することが必須であり他疾患との鑑別は困難な場合が多い。このように日常の診療において呼吸器内科医が薬剤誘起性肺疾患の診断に難渋することはよく経験されることである。本稿では薬剤誘起性肺疾患のなかでもしばしば重症化し死亡に至ることも多い急性間質性肺炎（acute interstitial pneumonia，以下AIP）/びまん性肺胞傷害（diffuse alveolar damage，以下DAD）パターンを呈する薬剤誘起性間質性肺炎の画像所見と原因となる主な薬剤について自験例を含めて解説する。

### 2. AIP/DADパターン

　AIPは病理所見としてDADを認める急速に進行する原因不明の間質性肺炎であり，薬剤が原因である場合にこの用語を用いることは本来不適切である。よって本稿で用いるAIP/DADパターンとは，臨床経過や画像所見がAIPと類似した経過を示した場合か，もしくは肺生検や剖検でDADを認めた場合に対して用いることにする。

### 3. 画像所見

#### （1）胸部単純X線写真像
　発症初期では両側肺に気管支透亮像を伴う浸潤影を認め，陰影の分布は斑状である。胸水は存在

しないことが多い。病気が進行するにつれて肺全体にコンソリデーションを認めるようになり、この時期を過ぎると不規則な線状影を伴うスリガラス様陰影を呈するようになる[1)2)]。

### (2) 胸部CT像

両側斑状にみられるスリガラス陰影とコンソリデーションを特徴とし、その陰影内に牽引性気管支拡張像を認めることが多い。コンソリデーションはほとんどの患者で認められる所見であるが、スリガラス様陰影ほど一般的ではない。分布は背側優位の場合が多いが時にびまん性であり上葉優位である例もみられる。病勢が進行するとともに容量減少、太い気管支、血管の偏位、牽引性気管支拡張などの肺既存構造の改変を示す所見がみられる[1)2)]。

### (3) 鑑別診断

このパターンをとる鑑別疾患としては、急性呼吸促迫症候群（acute respiratory distress syndrome、以下ARDS）、AIP、カリニ肺炎、肺出血、肺胞タンパク症、気管支肺胞上皮癌、剝離性間質性肺炎（desquamative interstitial pneumonia、以下DIP）などが挙げられる。画像所見だけでこれらを鑑別することは不可能であり、臨床所見や薬剤服用歴などを総合して考える必要がある。

## 4. AIP/DADパターンをとる薬剤

AIP/DADパターンの肺病変を来す薬剤はたいてい細胞毒性の強い抗悪性腫瘍薬や免疫抑制薬が原因となることが多い。表1にPNEUMOTOX®（薬剤誘起性肺疾患のインターネット上のデータベース）でDADを引き起こすとして取り上げられていた主な薬剤を示す。アミオダロン以外は呼吸器内科医であればまず使用経験のある薬剤と思われる。このパターンの肺傷害は原因と考えられる薬剤の中止のみでは改善せず、ステロイドの大量投与を行っても肺傷害が進行し救命できない場合も多い。よって肺傷害を発症させない努力が重要ではあるが、すべての患者で重篤な肺傷害が起こるわけではないのでこれら薬剤の投与をまったく行わないとする選択は現実的ではない。投与前に肺傷害を予測できない以上、できるだけ肺傷害の初期段階で発見治療するしかない。そのためには各薬剤による肺傷害の特徴を理解しておく必要がある。

次に各薬剤について簡単に触れるとともにゲフィチニブ、ゲムシタビンについては自験例を紹介する。

### (1) アミオダロン

抗不整脈薬で致死的、再発性の心室頻拍、心室細動の予防、肥大型心筋症に伴う心房細動に用いられる。肺病変の発症率は10～15％であり、そのうち10～20％において致命的となる。肺病変発症の危険因子は維持量として1日400mg以上の高用量を投与された場合や既存の肺疾患が存在する場合である[3)]。

アミオダロンによる肺傷害の胸部CT所見としてはコンソリデーションや高吸収の結節、腫瘤影

表1 DADを起こすと報告のある主な薬剤名

| 一般名 | 商品名 |
|---|---|
| アミオダロン | アンカロン® |
| シクロホスファミド | エンドキサン® |
| ゲフィチニブ | イレッサ® |
| ゲムシタビン | ジェムザール® |
| メトトレキサート | メソトレキセート® |

であり，時にこれらに網状影やスリガラス様陰影を伴うことがある。肺傷害の特徴は慢性の線維化を伴う間質性肺炎像が一般的であるが，高濃度酸素の吸入下で投与された場合にAIP/DADパターンの肺傷害を発症しており，この場合致死的となりうる[3]。

## (2) シクロホスファミド

シクロホスファミドはさまざまな悪性疾患や自己免疫疾患に使用されるアルキル化剤である。シクロホスファミドによる肺傷害を明確に証明することは困難なことが多い。その理由は，同薬が免疫不全の患者に対して，他の細胞毒性の強い薬剤とともに投与されることが多いため，日和見感染症や他の薬剤が原因となる肺傷害との鑑別が困難だからである。

一般にシクロホスファミドの肺傷害の病理像の特徴として，器質化DAD，原因不明の器質化肺炎（cryptogenic organizing pneumonia，以下COP），肺胞出血などが報告されている[4]。またMalikらは96年にシクロホスファミドだけが原因と考えられる肺傷害の患者6人をレトロスペクティブに検討し，肺傷害は早発型と晩発型とに分類可能であり，早発型は可逆性がありステロイド治療に反応する可能性が高いが，晩発型はしばしば胸膜の肥厚を伴い臨床的には特発性肺線維症とは異なるが慢性的に進行していき，ステロイドには反応しないと報告している。また病理像については非特異的であると報告している[5]。このためシクロホスファミドの使用だけに限ればAIP/DADの発症頻度は従来報告されているよりも低い可能性が考えられる。

## (3) ゲフィチニブ

ゲフィチニブは上皮性成長因子受容体（epidermal growth factor receptor，以下EGFR）のチロシンキナーゼを選択的に阻害する経口剤であり，プラチナベースの化学療法に反応しない非小細胞肺癌患者に対して有効性が報告されている。ゲフィチニブは当初従来の抗癌薬と比べて副作用の少ない安全性の高い薬剤と考えられていた。しかし2002年7月に発売されてからは，本剤にかかわる急性肺傷害・間質性肺炎の報告が相次ぐことになり，大きな社会問題となった。その後の症例の検討により急性肺傷害・間質性肺炎発症後の死亡につながる危険因子として特発性肺線維症などの間質性肺炎が既存することや残存肺機能が悪いこと，performance statusが悪いことなどが挙げられている[6]。

肺傷害発症後の画像所見のパターンは，基本的には従来報告されている薬剤誘起性肺傷害の所見となんら変わらず以下の4つのパターンが知られている。①AIP/DADパターン；両側肺野の斑状

あるいはびまん性に分布するスリガラス様陰影またはコンソリデーションで，牽引性気管支拡張などの構造改変を示唆する所見を伴う，②COPパターン；肺野末梢優位の浸潤影，③急性好酸球性肺炎（acute eosinophilic pneumonia，以下AEP）；両側肺野の斑状あるいはびまん性に分布するスリガラス様陰影とコンソリデーションの混在で，しばしば多小葉性の分布をとり，小葉間隔壁の肥厚を伴う。牽引性気管支拡張などの構造改変を示唆する所見に乏しい，④両側肺野の淡いスリガラス様陰影で，肺野の縮みや牽引性気管支拡張は欠く。

このうち予後不良であるのは①のAIP/DADパターンである[6) 7)]。当院での同パターンによる剖検例を紹介する。

症例1

■症　例：71歳，男性。
■主　訴：右側胸部痛。
■既往歴：41歳の時に胃癌で手術。60歳より異型狭心症で治療中である。
■喫煙歴：1年前まで1日20本。
■現病歴：平成14年6月吸気時に右側胸部痛のため当院を受診した。胸部単純X線写真で右上肺野の腫瘤影と右胸水を指摘され，当科に入院した（図1a）。
■経　過：胸腔穿刺で細胞診class V adenocarcinomaと診断した。病期はcT4N3M0 stage ⅢBであり，カルボプラチンとパクリタキセルによる化学療法を施行した。しかし原発巣は増大し，胸水も増量した。外来でビノレルビンの単剤投与を行っていたが効果がなく本人，家族の希望もありゲフィチニブ投与を開始した（図1b）。投与開始32日目に呼吸困難が出現し，喘鳴を強く訴え来院した。陰影の増強を認めたため入院となる（図1c）。肺炎，癌性リンパ管症を疑い抗菌薬を投与した。しかし，効果はなく陰影は増強した（図1d）。そのためベタメタゾンの投与を開始した。全身状態は著明に改善し，胸部単純X線写真上の陰影も改善を認めた（図1e）。この時点でゲフィチニブによる肺炎と考え投与の中止を本人，家族に勧めたが拒否され服用は継続されることになった。また胸水は減少しており，CEA値の低下も認め肺癌に対してゲフィチニブは有効であると考えていた。しかし再度呼吸状態の悪化，陰影の増強を認め（図1f），投与開始67日目に永眠された。剖検が施行されDADの所見が確認された（図2）。

## (4) ゲムシタビン

ゲムシタビンはヌクレオシド誘導体でDNA合成を阻害することによって抗腫瘍効果を示し，肺癌をはじめ，乳癌，膵臓癌，卵巣癌などの固形癌の治療に使用されている。約8％に呼吸器症状，特に呼吸困難を副作用として認めるが，一般的には軽度であり自然経過で改善することがほとんどである。Boiselleらもゲムシタビンによる肺傷害は早期に発見できればステロイド治療によく反応すると報告している[8)]。しかしMarruchellaらはゲムシタビンによるDAD[9)]を，Pavlakisらはゲムシタビンによる ARDSを報告しており[10)]，いずれも死亡している。当院でもゲムシタビンによるAIP/DADパターンの肺傷害で死亡に至った症例を経験しており画像所見とあわせて呈示する。

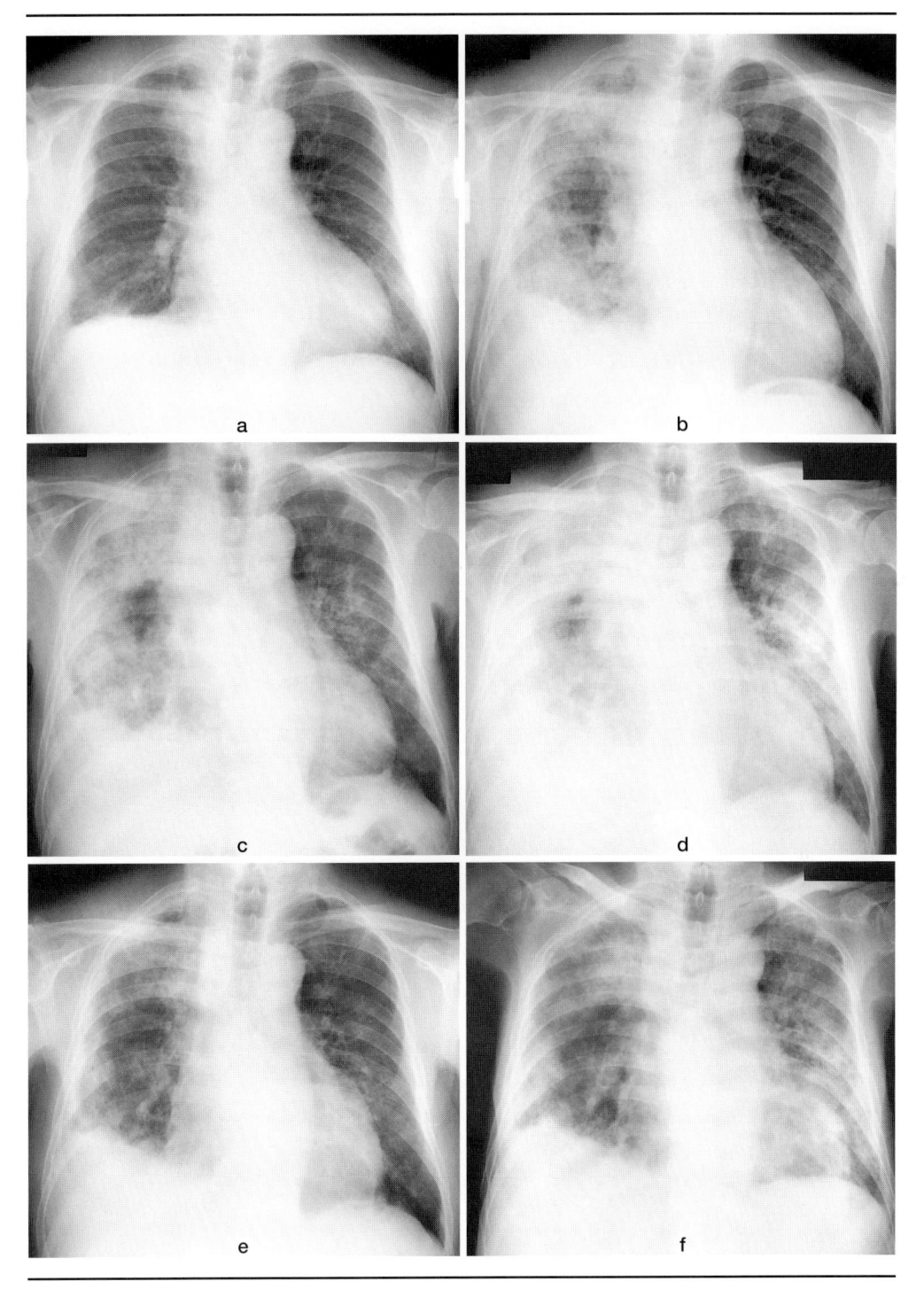

**図1 症例1の胸部単純X線写真所見の経過**

(a) 入院時；右上肺野の腫瘤影と右胸水を認める。(b) ゲフィチニブ投与開始時；右上肺野の腫瘤影は増大し，右胸水も増量した。胸膜の肥厚を認める。(c) ゲフィチニブ投与32日目；左中肺野に浸潤影の出現を認める。(d) ゲフィチニブ投与36日目；左肺全体に浸潤影を認め，右胸水は増加している。(e) ゲフィチニブ投与49日目；左肺の陰影は改善しており，右胸水も減少している。(f) ゲフィチニブ投与63日目；両側の浸潤影の増強を認める。

症例2
■症　　例：75歳，男性。
■主　　訴：咳嗽，喀痰，食欲不振。
■既往歴：62歳の時に椎間板ヘルニア，脳梗塞。
■喫煙歴：1日10本を60年以上。
■現病歴：平成12年8月初旬より咳嗽，喀痰を自覚していた。8月中旬より全身倦怠感，食欲不振が出現した。近医より喀痰細胞診で扁平上皮癌を指摘され，平成12年10月4日当院に紹介入院した。
■経　　過：胸部単純X線写真（図3a），胸部CTでは右中肺野に空洞を伴う腫瘤影を認め，両側肺に大小多数の結節および縦隔リンパ節の腫大を認めた。脳，骨にも転移を認めた。気管支鏡検査でclass V adenocarcinomaと診断した。全身状態を考慮し，ゲムシタビンの単剤投与が10月23日より開始となった。10月25日に発熱を認め，メロペネムの投与を開始した。10月26日の胸部単純X線写真では右上肺野に浸潤影を認め（図3b），細菌性肺炎としてメロペネムの投与を続行した。しかし呼吸状態は増悪し，10月30日に胸部単純X線写真（図3c），胸部CT（図3d）で両側上中肺野優位に広がるスリガラス陰影を指摘された。ゲムシタビンによる肺傷害としてベタメタゾン等の治療が行われたが効果はなく11月5日に永眠された。剖検でDADを確認している[11]。

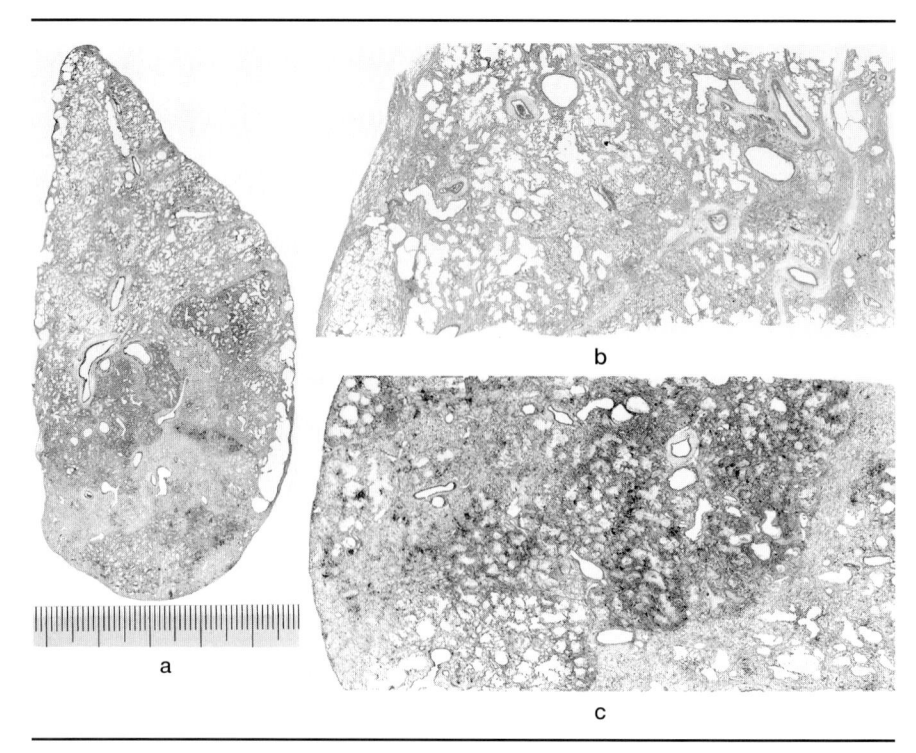

**図2　症例1の病理所見**
(a) CT相応の大切片で左肺を11分割し，その上から4番目である。
(b)(c) 左肺上肺野のルーペ像；びまん性肺胞領域傷害（DAD）を認める。

## (5) メトトレキサート

メトトレキサートによる肺傷害の発症頻度は5〜10％といわれている[12]。肺傷害発症の危険因子は不明であり，投与期間や投与量との関連も分かっていない。肺傷害は投与中止により改善する

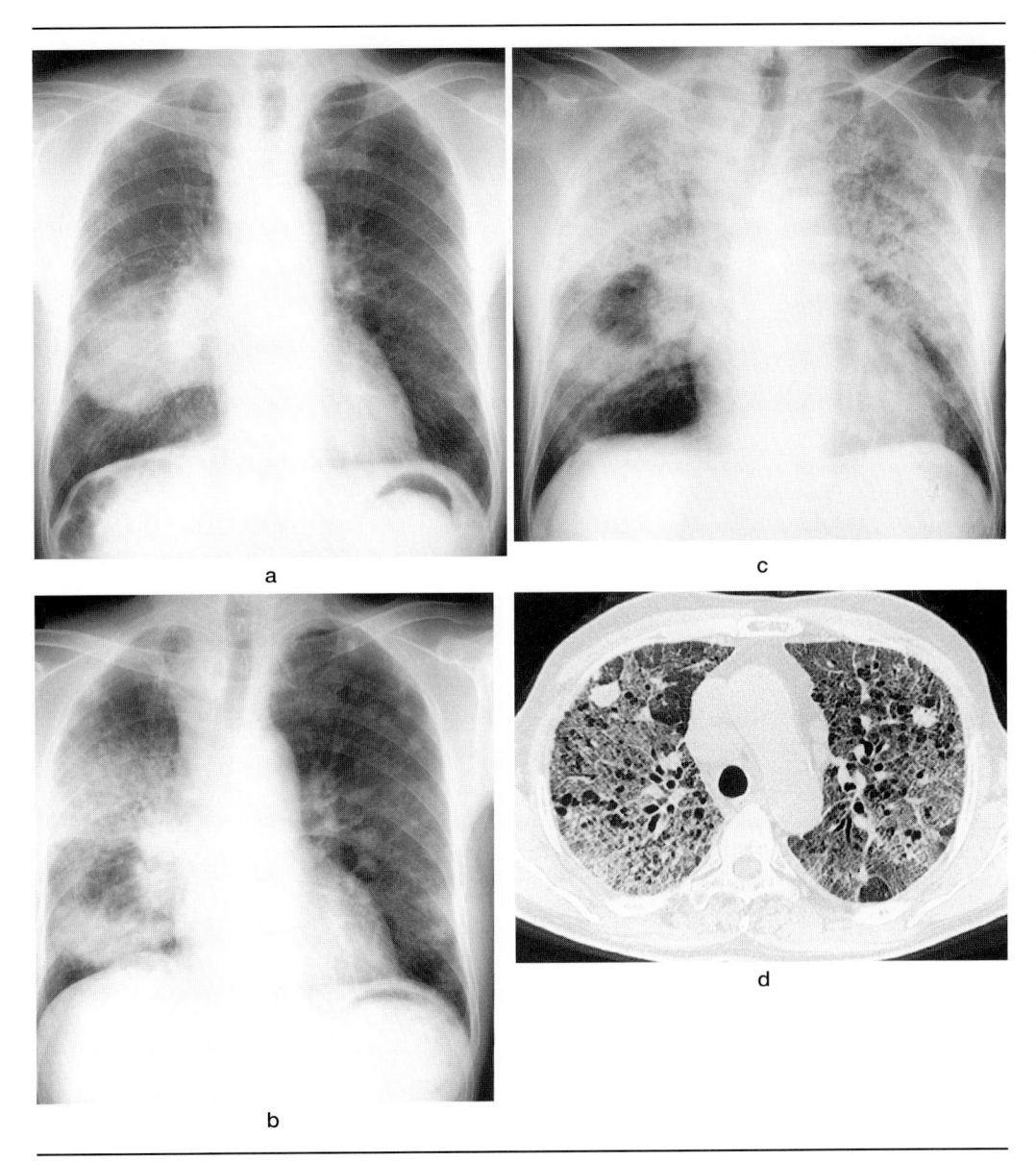

**図3 症例2の画像所見の経過**

(a) 入院時；右中下肺野に腫瘤影を認める。両側肺に多数の小結節影も認める。
(b) ゲムシタビン投与4日目；上中肺野に浸潤影が出現している。
(c) ゲムシタビン投与8日目の胸部単純X線写真；両側上中肺野優位に広範囲な浸潤影を認める。腫瘤影内部に空洞を認める。
(d) ゲムシタビン投与8日目の胸部CT；両側肺にスリガラス様陰影を認め，気管支の拡張像もみられる。気腫性変化も顕著である。両側に小結節を認める。

ことが多く，死亡まで至るケースは10％未満である[4]。

　メトトレキサートによる肺傷害の病理像はリンパ球，形質細胞，組織球の間質への浸潤を特徴とする細胞性非特異性間質性肺炎のパターンを呈するのが一般的であり，DADの頻度は低いとされている。しかし蜂巣肺を伴う器質化DADの報告や，急性の呼吸不全に至った肺水腫の報告もみられる[4) 12)]ため臨床上はDADの発症の可能性について留意する必要がある。また少量のメトトレキサート投与患者にカリニ肺炎が起こった報告[13]もあり，肺傷害がAIP/DADパターンの場合，薬剤によるものか，日和見感染によるものか，また両者によるものの病態かの鑑別は極めて困難である。

## 【文　献】

1) Primack SL, Hartman TE, Ikezoe J, et al. Acute interstitial pneumonia : Radiographic and CT findings in nine patients. Radiology 1993 ; 188 : 817-20.
2) Johkoh T, Muller NL, Taniguchi H, et al. Acute interstitial pneumonia : Thin-section CT findings in 36 patients. Radiology 1999 ; 211 : 859-63.
3) Rosenow EC 3rd, Myers JL, Swensen SJ, et al. Drug-induced pulmonary disease. An update. Chest 1992 ; 102 : 239-50.
4) Myers JL. Pathology of drug-induced lung disease. In : Katzenstein A-LA, Askin FB, editors. Katzenstein and Askin's surgical pathology of non-neoplastic lung disease. Philadelphia: W B Saunders, 1997.
5) Malik SW, Myers JL, DeRemee RA, et al. Lung toxicity associated with cyclophosphamide use. Two distinct patterns. Am J Respir Crit Care Med 1996 ; 154 : 1851-6.
6) ゲフィチニブ（イレッサ®250）の急性肺障害・間質性肺炎（ILD）に関する専門家会議最終報告．
7) Inoue A, Saijo Y, Maemondo M, et al. Severe acute interstitial pneumonia and gefitinib. Lancet 2003 ; 361: 137-9.
8) Boiselle PM, Morrin MM, Huberman MS. Gemcitabine pulmonary toxicity: CT features. J Comput Assist Tomogr 2000 ; 24 : 977-80.
9) Marruchella A, Fiorenzano G, Merizzi A, et al. Diffuse alveolar damage in a patient treated with gemcitabine. Eur Respir J 1998 ; 11 : 504-6.
10) Pavlakis N, Bell DR, Millward MJ, et al. Fatal pulmonary toxicity resulting from treatment with gemcitabine. Cancer 1997 ; 80 : 286-91.
11) Maniwa K, Tanaka E, Inoue T, et al. An autopsy case of acute pulmonary toxicity associated with gemcitabine. Intern Med 2003 ; 42 : 1022-5.
12) Hargreaves M, Mowat M, Benson M. Acute pneumonitis associated with low dose methotrexate treatment for rheumatoid arthritis : report of five cases and review of published reports. Thorax 1992 ; 47 : 628-33.
13) Wollner A, Mohle-Boetani J, Lambert RE, et al. *Pneumocystis carini* pneumonia complicating low dose methotrexate treatment for rheumatoid arthritis. Thorax 1991 ; 46 : 205-7.

# SECTION 2
# OPパターン，BOOPパターン

## 1. はじめに

　疾病の治療に用いる薬剤がその有害事象によって，逆に患者に不利益をもたらす場合がある。したがって臨床医は薬剤の臨床効果とともにその副作用や安全性，薬物相互作用についても熟知しておかなければならない。これらの有害事象には薬剤の薬理作用に直接結びついた副作用として用量依存的に発生するものと，本来の薬理作用とは無関係に，アレルギー反応を機序として発生するものがある。この薬剤による有害事象は皮膚，肝臓，血液などで高頻度に発生するようである[1]が，呼吸器系に発症することも決してまれではない。中枢神経抑制をはじめとする神経・筋障害，薬剤性全身性エリテマトーデス（systemic lupus erythematosus,以下SLE）などの胸膜疾患，縦隔病変，気道攣縮や咳嗽などの気道病変，肺血栓・塞栓症などの血管病変，肺臓炎など，多彩な症状や所見，病態が出現しうる[2]。これらのなかでも薬剤誘起性肺炎は重篤な副作用であり，呼吸不全を伴ったり，まれには致死的となる場合もあることが知られている。松島[3]は薬剤誘起性肺炎の胸部単純X線写真上の陰影をその特徴から図1に示したように，Ⅰ．逆肺水腫型，Ⅱ．肺水腫型，Ⅲ．びまん性スリガラス型，Ⅳ．浸潤影型または肺炎型，Ⅴ．逆肺水腫＋浸潤影型の5型に分類し，おのおのの頻度や原因薬剤の検討を行っている。本稿ではこのうち，Ⅴ型に相当する器質化肺炎（organizing pneumonia,以下OP）パターン，器質化肺炎を伴う閉塞性細気管支炎（bronchiolitis obliterans organizing pneumonia，以下BOOP）パターンを呈する薬剤誘起性肺炎に焦点を絞り，症例を呈示しながら概説する。

## 2. 発症機序

　薬剤誘起性肺炎の発症機序は主に細胞傷害性と非細胞傷害性（アレルギー反応）に大別できる[4]。細胞傷害による薬剤誘起性肺炎は主として抗癌薬によって惹起される。ブレオマイシンがその代表的薬剤であり，用量に依存して発症率が上昇する。実験的検討では静脈側血管内皮細胞が最も早く傷害を受け，続いて血管周囲の浮腫，炎症細胞の集簇，Ⅰ型肺胞上皮細胞の壊死が起こる。その後，肺胞腔内に滲出液が出現し，器質化されて肺胞腔内の線維化を来す。また，同時に間質も線維芽細胞が増殖して厚くなり，肺臓炎が成立するとされる[3]。一方，アレルギー反応によって本症を引き起こす薬剤は抗菌薬，漢方薬，抗不整脈薬など多種にわたり，Ⅲ型，Ⅳ型，またⅠ型アレルギー反応などの関与が考えられており，免疫複合体，サイトカインなどが協調して肺組織を傷害するといわれている[3]。画像上OP，BOOPパターンを呈する場合は主にこれらのアレルギー反応に原因すると考えられる。

## 3. 発症頻度と原因薬剤

　薬剤誘起性肺炎を確定的に診断することは容易ではない。したがって，本症の発症頻度を明らかにすることは極めて困難であるが，びまん性散布性陰影を呈する間質性肺疾患の1.4～1.9％，また，入院患者の約0.06～0.73％と論じた総説[5]がある。松島ら[3]による岡山県の呼吸器専門医，認定医のいる主要病院における6カ月間の薬剤誘起性肺炎発症頻度前向き検討の結果では，当該科の外来受診患者266,675人中8例（0.003％）の頻度であった。川崎医科大学呼吸器内科での統計では**表1**に示したように1984年頃から毎年みられるようになり，本症に対する認識の高まりとともに1991年頃から特に増加してきたようである。他方，当科で経験した薬剤誘起性肺炎65例のうち

　　Ⅰ：逆肺水腫型
　　（好酸球性肺炎）

　　Ⅱ：肺水腫型
　　（ARDS）

　　Ⅲ：びまん性スリガラス型
　　（過敏性肺臓炎）

　　Ⅳ：浸潤影型または肺炎型
　　（PIE症候群）

　　Ⅴ：逆肺水腫＋浸潤影型
　　（BOOP）

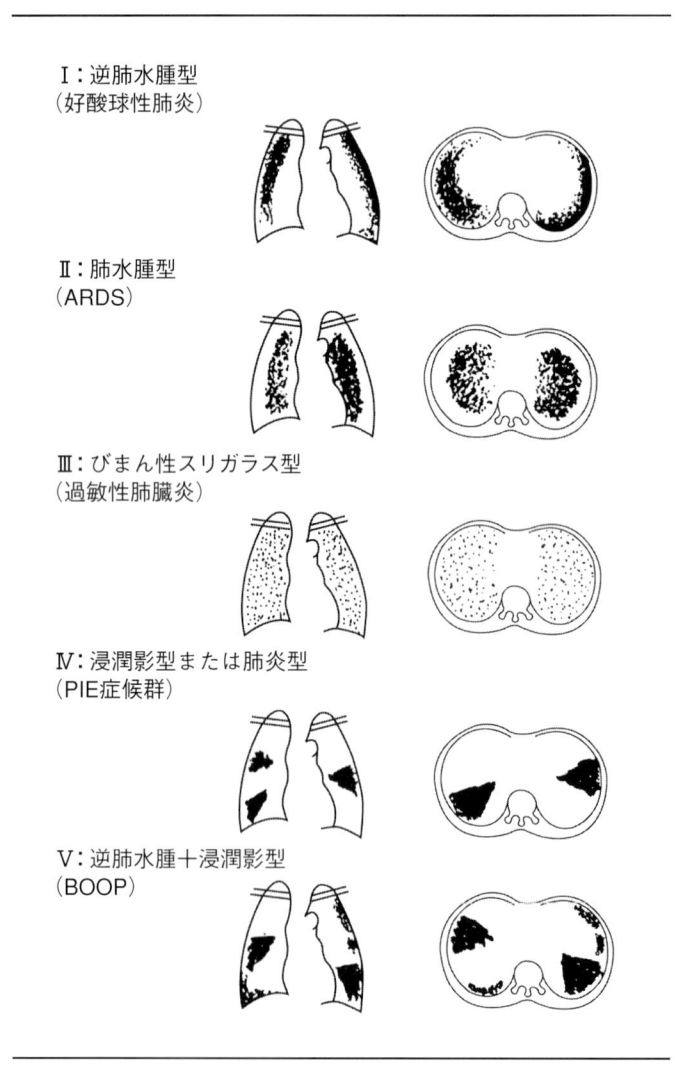

**図1　薬剤誘起性肺炎X線像のシェーマ**

〔文献1）佐藤健夫，猪熊茂子．薬剤性間質性肺炎，リウマチ科 2002; 28: 166-73.
から引用〕

BOOP型に分類されたものは10例であった[3]。このうち原因薬剤の特定できたものは7例で，抗菌薬が原因と考えられたものは4例であった。他の3例では金製剤，フルオロウラシル系抗悪性腫瘍薬，β刺激薬などさまざまな薬剤が原因していた。また，別の報告[6]では文献をレビューし，BOOPの所見を認めた薬剤誘起性肺炎の原因薬剤として，ブレオマイシン，メトトレキサート（methotrexate，以下MTX），シクロホスファミド，金製剤などが多いとされており，アミオダロン，ニトロフラトイン，ペニシラミン，スルファサラジンなどがこれらに次ぐと紹介されている。一方，近藤[5]は薬剤誘起性肺炎の病理像別に主な原因薬剤を紹介したうえで，同一薬剤でも異なる病理像を示す場合があり，薬剤に対する反応性肺病変は個体によってさまざまであることを併せ論じている。

**表1 薬剤誘起性肺炎および類似疾患の年次別症例数**

|  | 薬剤誘起性肺炎 | | | PIE | AEP CEP | BOOP | HP | 計 |
|---|---|---|---|---|---|---|---|---|
|  | 確診 | 臨床的確診 | 疑診 | | | | | |
| 1973 |  |  |  |  |  |  |  | 0 |
| 74 |  |  |  |  |  |  |  | 0 |
| 75 |  |  |  |  |  |  |  | 0 |
| 76 |  |  |  |  |  |  | 1 | 1 |
| 77 |  |  |  | 1 |  |  |  | 1 |
| 78 |  |  |  |  |  |  |  | 0 |
| 79 | 2 |  |  |  |  |  |  | 2 |
| 80 |  |  | 1 | 1 |  | 1 |  | 3 |
| 81 |  |  |  |  |  |  |  | 0 |
| 82 |  |  |  |  |  |  |  | 0 |
| 83 |  |  |  |  |  |  |  | 0 |
| 84 | 2 | 2 |  |  |  |  |  | 4 |
| 85 | 3 | 2 |  | 1 |  |  | 1 | 7 |
| 86 | 1 | 3 |  |  |  | 2 |  | 6 |
| 87 | 3 | 2 | 1 |  |  |  |  | 6 |
| 88 | 1 | 2 | 1 | 2 |  |  |  | 6 |
| 89 | 2 | 2 | 1 | 1 |  | 1 |  | 7 |
| 90 | 0 | 0 | 3 | 1 | 1 | 1 |  | 6 |
| 91 | 2 | 2 | 4 | 2 |  |  | 1 | 9 |
| 92 | 2 | 1 | 3 |  |  | 1 | 3 | 10 |
| 93 | 2 | 0 | 2 | 4 | 1 | 3 | 1 | 13 |
| 94 | 5 | 6 | 1 | 2 | 3 | 8 |  | 25 |
| 95 | 3 | 3 | 2 | 1 | 1 | 3 |  | 13 |
|  | 28 | 25 | 19 | 16 | 6 | 18 | 9 | 121 |
|  | | 72 | | | | | | |

PIE: Pulmonary Infiltration with Eosinophilia, AEP&CEP: Acute, Chronic Eosinophilic Pneumonia, BOOP: Bronchiolitis Obliterans Oraganizing Pneumonia, HP: Hypersensitivity Pneumonia（夏型を除く）

## 4. 画像所見

　胸部単純X線写真では通常，両側の多発性，非区域性浸潤影が認められる。この浸潤影はスリガラス状陰影（ground glass operation，以下GGO），斑状陰影，結節影，索状影などを混じ，明らかな線維化を呈していないにもかかわらず，肺容量の減少がみられることが多い。胸部HRCTでも同様に胸膜下にみられる多発性の区域と無関係の高濃度の浸潤影が特徴であり，結節影や小斑状影，GGOが散在する[7]。また，CTで胸膜下に認められる線状影（subpleural curvilinear shadow，以下SCLS）はBOOPでもよくみられる所見であるとされる。

## 5. 症　例

　最近私たちが川崎医科大学呼吸器内科で経験したBOOP型の薬剤誘起性肺炎症例を示す。
■**患　者**：62歳，女性。
■**主　訴**：労作時呼吸困難。
■**既往歴**：関節リウマチ（昭和62年）。
■**アレルギー歴**：ペニシリン，カルバペネム系薬で皮内テストが陽性であった。金製剤，ブシラミン投与中に掻痒感が出現した。
■**現病歴**：平成5年から関節リウマチ（rheumatoid arthritis，以下RA）に対してMTXが投与されていた。自覚症状はほぼ消失し，RAはコントロールされた状態であった。平成15年2月10日頃から全身の掻痒感と発疹が出現した。その後，徐々に労作時呼吸困難，微熱を自覚するようになったため，検査・治療目的で近医に入院した。細菌性肺炎と診断されセフォチアム，次いでセフェピムが投与された。しかし，画像上陰影の改善が認められず，自覚症状も増悪傾向にあったため，RAに関連した肺病変である可能性も考えられ，3月13日，当院腎臓・リウマチ内科に紹介され，入院となった。
■**入院時身体所見**：身長150cm，体重42.7kg，血圧130/70mmHg，体温37.6℃，脈拍76回/整，呼吸数21回/分，整であった。結膜に貧血，黄疸を認めず，全身の表在リンパ節を触知しなかった。胸部聴診では呼吸音は正常であったが右肩甲骨下にfine cracklesを聴取した。心音，腹部に異常なく，下肢に浮腫を認めなかった。
　入院時検査成績および肺機能検査成績を表2に示す。著しい貧血や白血球増加は認めなかったが，血小板はやや増加していた。血液生化学検査では若干の低栄養状態が示唆され，炎症反応の亢進を認めた。
■**画像所見**：胸部単純X線写真（図2）上では左上肺野外側および左中下肺野に濃度の不均一な浸潤影があり，左肺の容量減少を認めた。
　胸部CT（図3a, b，4a, b）上では図3a, bに示したように斑状の気管支透亮像を伴う浸潤影が不均一に認められ，その周辺にはGGOもみられた。図4a, bでは胸膜に沿ったSCLSが認められた。
■**臨床経過**：前医で投与された抗菌薬に不応であった経過や皮疹の出現，聴診上fine cracklesが聴

取されたこと，画像所見などから，RAに伴う肺病変よりも薬剤誘起性肺炎などアレルギー性の原因に由来する病変である可能性があると判断され，3月17日呼吸器内科に転科となった．転科当日に気管支鏡を施行した．可視範囲の気管支内腔には異常所見を認めなかった．左$S^6a$および$S^6b$から経気管支肺生検（以下TBLB），左$S^4$から気管支肺胞洗浄（以下BAL）を施行した．図

表2 入院時検査成績および肺機能検査成績

| | | | |
|---|---|---|---|
| RBC | $372 \times 10^4$ /μl | Glb | 3.7 g/dl |
| Hb | 11.2 g/dl | GPT | 13 IU/$l$ |
| Ht | 34.3 % | GOT | 13 IU/$l$ |
| WBC | 8,350 /μl | Crn | 0.49 mg/dl |
| N.band | 0 % | BUN | 17 mg/dl |
| N.seg | 86 % | UA | 3.8 mg/dl |
| Eosin | 1.0 % | Amy | 50 IU/$l$ |
| Baso | 0 % | CRP | 9.8 mg/dl |
| Mono | 5 % | KL-6 | 139 U/ml |
| Lymph | 8 % | SP-D | 164 ng/ml |
| Plt | $42.3 \times 10^4$ /μl | RF | 54 IU/ml |
| Glu | 131 mg/dl | IgG | 1,170 mg/dl |
| T-Bil | 0.2 mg/dl | IgA | 478.0 mg/dl |
| AlP | 292 IU/$l$ | IgM | 95.7 mg/dl |
| T-Cho | 183 mg/dl | | |
| γ-GTP | 25 IU/$l$ | VC 2.50$l$ | %VC 106.8% |
| LDH | 162 IU/$l$ | $FEV_{1.0}$ 1.89$l$ | $FEV_{1.0}$% 75.9% |
| Alb | 3.2 g/dl | DLco 16.66ml/min/mmHg (102.6%) | |

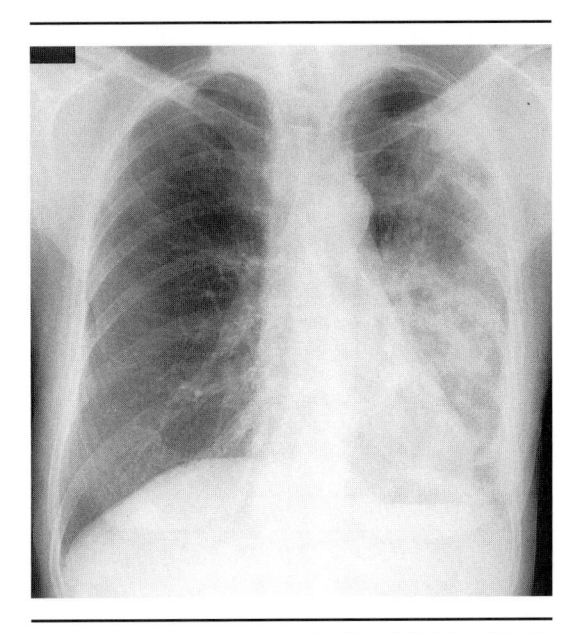

図2 ステロイドによる治療開始前の胸部単純X線写真
　左上肺野外側および左中下肺野に濃度の不均一な浸潤影があり，左肺の容量減少を認める．

5a, b, cに示したように，TBLBの組織像では肺胞腔内にポリープ状の線維化巣がみられ，随所にマクロファージの集簇が認められる所見で，BOOPとして矛盾しない組織像であった．さらに血管周囲，肺胞壁にはリンパ球や好酸球が散見され，薬剤に対する反応性の病変であることが示唆された．BAL液中のリンパ球は0.8％で，CD4/CD8は1.95であった．また，薬剤によるリンパ球刺激試験も施行した．本症の発症前に使用されていた薬剤について検査した結果，表3に示したようにMTX（リウマトレックス®）が2,267cpm S.I.％ 981％で陽性と判定された．以上からMTX（リウマトレックス®）による薬剤誘起性肺炎と診断し，MTXを中止のうえプレドニゾロン30mg/日の投与を開始した．治療開始後2週間目の胸部単純X線写真，胸部CTを図6a, bに示

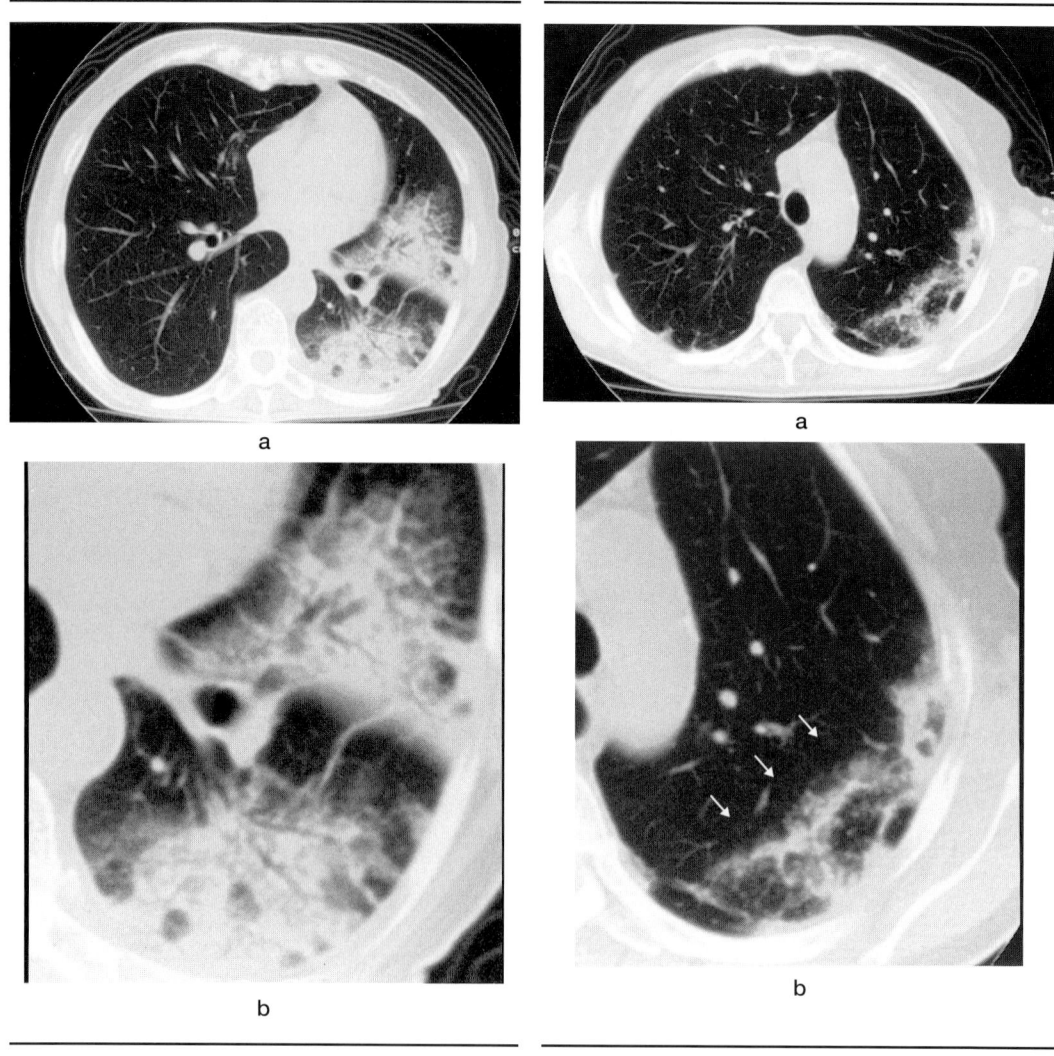

図3
(a) 入院時胸部CT。斑状の気管支棟梁像を伴う浸潤影が不均一に認められ，その周辺にはGGOもみられる。
(b) 病変部の拡大像。

図4
(a) 入院時胸部CT。浸潤影，GGOと胸膜に沿った線状影SCLSが認められる。
(b) 病変部の拡大像（→：SCLS）。

したが，左肺の容量減少は著明に改善し，浸潤影もほぼ消失した．画像所見，炎症反応，身体所見，症状ともすみやかな改善が認められたため，プレドニゾロンは4週間毎に10mgの速さで減量し，10mg/日の時点で再燃のないことを確認したうえで，退院とした．その後も薬剤誘起性肺炎の再燃はなく，経過は良好である．

表3 薬剤によるリンパ球刺激試験成績

| 薬剤名 | 測定値 (cpm) | S.I. (%) | 判定 |
|---|---|---|---|
| パンスポリン® | 310 | 134 | (−) |
| マキシピーム® | 321 | 138 | (−) |
| リウマトレックス® | 2267 | 981 | (+) |
| control | 231 | | |

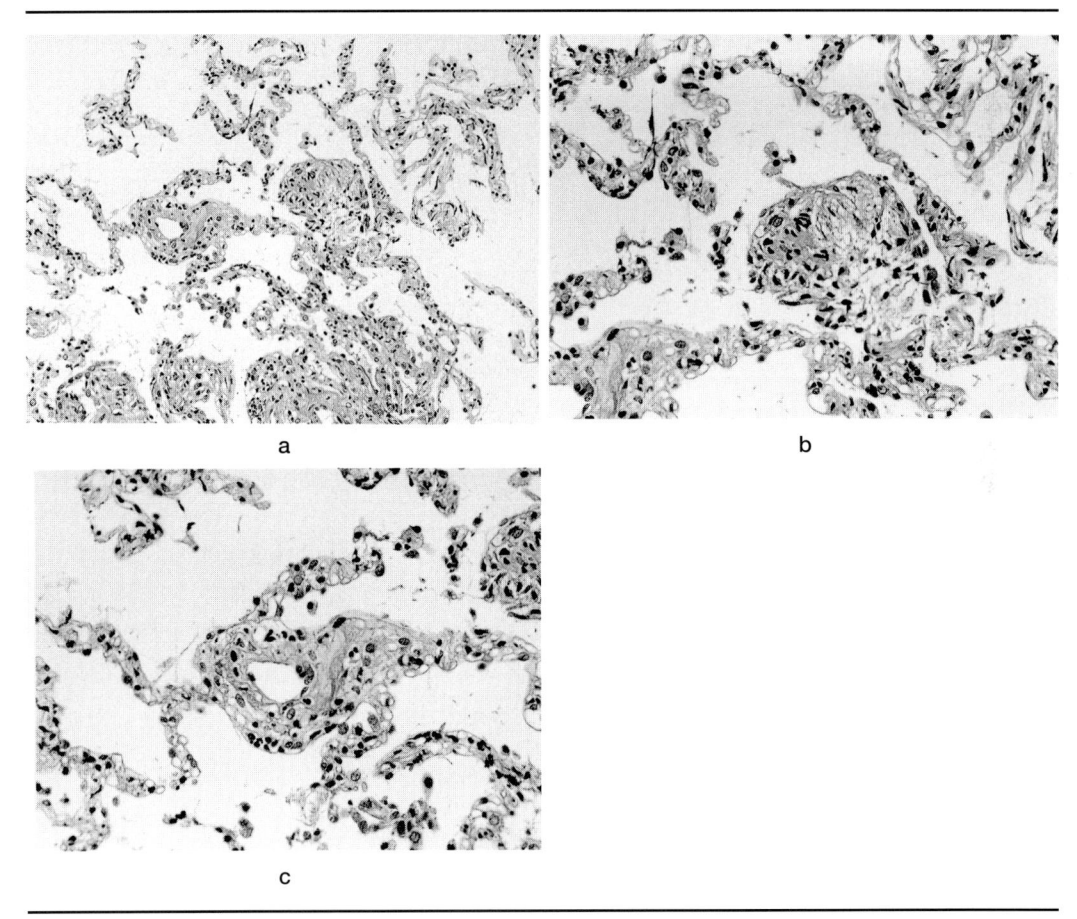

図5

(a) TBLB組織像（弱拡大）．
(b) TBLB組織像（強拡大）．肺胞腔内にポリープ状の線維化巣が認められ，マクロファージの集簇も認められる．
(c) TBLB組織像（強拡大）．血管周囲，肺胞壁にはリンパ球や好酸球が散見される．

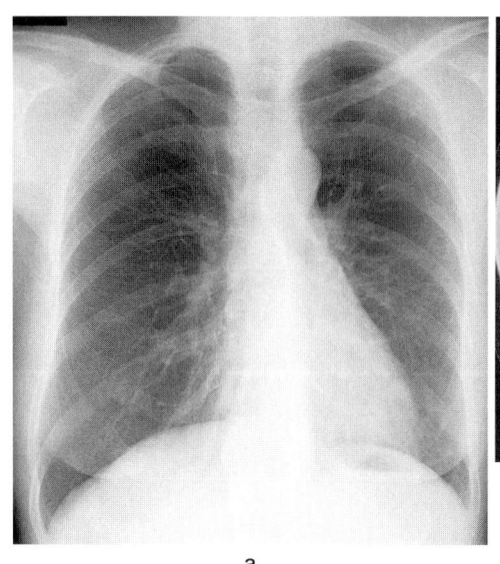

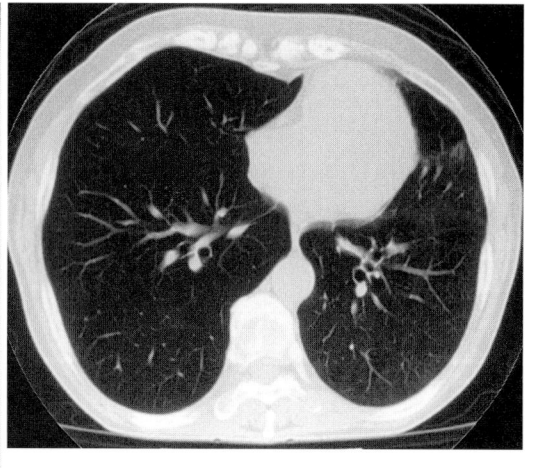

　　　　　　　　　　　　　　　　　　図6
(a) 治療開始後2週間目の胸部単純X線写真。浸潤影や左肺の容量減少は著明に改善している。
(b) 図6aとほぼ同時期の胸部CT。浸潤影や左肺容量の改善が認められる。

■**考　察**：これまでMTXは白血病などに対する抗悪性腫瘍薬として使用されてきたが，RAに対しても高い有用性を示すことが知られ，2000年からRA治療薬として認可されている[1]。従来MTXはブレオマイシンと同様，細胞傷害性に肺炎を惹起すると考えられてきた。しかし，RAに対して多くの症例で使用されるようになり，1回投与量，総投与量，投与期間などと無関係に薬剤誘起性肺炎を原因とすることが判明し[8]，細胞傷害性の機序以外にアレルギー性機序の関与も推測されている。その出現頻度はMTX使用例の2～10％程度とされ，薬剤誘起性肺炎全体の頻度と比べて高い[8]。

　画像上，本剤に特徴的といえるものはないようで，Imokawaら[9]のレビューにはMTXによる薬剤誘起性肺炎123例のうち，interstitial infiltrateを呈したものが37.4％，alveolar infiltrate 4.9％，interstitial and alveolar infiltrate 32.5％と報告されている。その他，頻度は少ないものの数mm大から1cmまでの小結節影を認めた症例もあるようである。またCarrollら[10]はMTXで治療中のRA患者に発症した薬剤誘起性肺炎13例全例に胸部単純X線写真上，浸潤影が認められたと報告している。Cannon[11]はMTXによる薬剤誘起性肺炎の組織学的特徴はinterstitial pneumonitis，細気管支炎，giant-cell formationの3つであると述べている。一方，前述のImokawaら[9]は本病態の組織学的所見として，interstitial inflammation 71.4％と挙げているが，同時にintra-alveolar organization 10.2％，increased intra-alveolar macrophages 26.5％，閉塞性細気管支炎 8.2％など，BOOPを示唆する病理所見も少なからず認められることを示している。また，一般にアレルギー性機序によるMTX誘起性肺炎では薬剤の中止により自然軽快し，ステロイドの投与によりすみやかに回復するとされる[12]。

私たちの症例はMTXを用いたRA治療中に発症したBOOP例である。一般に，RAそのものによる肺病変である可能性を完全に否定することは困難な場合も少なくないが，本症例では臨床経過，画像や組織像，DLSTの結果などからMTXによるBOOP型の薬剤誘起性肺炎の確定診断が可能であった。臨床像や治療経過もこれまでの報告と合致し，比較的典型的な例と考えられたので紹介した。

## 6. おわりに

薬剤誘起性肺炎の出現頻度は高まりつつある。アレルギー性機序に原因されるものは薬剤の中止やステロイド投与により改善することが多く，比較的予後良好な疾患である。しかし，確定診断の困難な場合も少なからず経験され，時には重篤な呼吸不全を呈し死亡に至る症例もある。薬剤による有害事象への過不足のない適切な対処は，今後，これまで以上に強く求められることになるであろう。薬剤誘起性肺炎を疑った場合には，迅速な検査とともに特に詳細な病歴の聴取が重要となる。

【文　献】

1) 佐藤健夫，猪熊茂子．薬剤性間質性肺炎．リウマチ科 2002; 28: 166-73.
2) 松島敏春．3．拘束性肺疾患．3-4薬物による間質性肺炎．清水喜八郎，松島敏春，佐々木英忠，ほか，編．日常診療の手引き 呼吸器疾患．東京: 臨床医薬研究協会，2002. 129-34.
3) 松島敏春．Ⅰ．呼吸器　Ⅱ．薬剤誘発性肺臓炎とその類似疾患．日本内科学会雑誌 1997; 86: 457-62.
4) 村田 朗，工藤翔二．Ⅲ．注目される間質性肺疾患と治療の実際．日本内科学会雑誌 1994; 83: 66-71.
5) 近藤有好．薬剤による肺障害（薬剤肺炎）．結核 1999; 74: 33-41.
6) Erasmus JJ, McAdams HP, Rossi SE. Drug-induced lung injury. Semin Roentgenol 2002; 37: 72-81.
7) 千田金吾．4．間質性陰影 線維化性陰影．松島敏春，江口研二，桑原正喜，編．明解画像診断の手引き呼吸器領域編．パターン分類による画像診断．東京：国際医学出版，2002: 57-68.
8) 猪熊茂子．抗リウマチ薬の注意すべき副作用 メトトレキサート（MTX）を中心に 肺障害．日本ワイスレダリー株式会社．
9) Imokawa S, Colby TV, Leslie KO, et al. Methotrexate pneumonitis : Review of the literature and histopathological findings in nine patients. Eur Respir J 2000;15:373-81.
10) Carroll GJ, Thomas R, Phatouros CC, et al. Incidence, prevalence and possible risk factors for pneumonitis in patients with rheumatoid arthritis receiving methotrexate. J Rheumatol 1994;21:51-4.
11) Cannon GW. Methotrexate pulmonary toxicity. Rheumatic disease clinic of north America 1997;23:917-37.
12) 岸本伸人，岡崎 浩，毛利雅美，ほか．メソトレキセートに起因すると思われる薬剤性肺臓炎の1例．日胸 1992; 51: 47-52.

# SECTION 3
# NSIPを呈する薬剤誘起性肺炎

## 1. NSIP

　間質性肺炎の分類は，時代とともに変遷しているが，ATS/ERS合同ステートメント[1]によれば，特発性間質性肺炎（idiopathic interstitial pneumonias，以下IIP）は特発性肺線維症（idiopathic pulmonary fibrosis，以下IPF）とIPF以外のIIPに分けられる。分類未定間質性肺炎（nonspecific interstitial pneumonia，以下NSIP）は後者に分類されている。

　NSIPは1994年にKatzensteinら[2]によって，従来の通常型間質性肺炎（usual interstitial pneumonia，以下UIP），剥離性間質性肺炎（desquamative interstitial pneumonia，以下DIP），急性間質性肺炎（acute interstitial pneumonia，以下AIP）/びまん性肺胞傷害（diffuse alveolar damage，以下DAD）の範疇に当てはまらない新しい概念の間質性肺炎として提唱された。病理学的には肺胞壁に炎症と線維化がさまざまな程度にみられるが，時相の一致（temporally uniform）といわれるように，病変が一様に分布することが本症の最も大きな特徴である。特発性のNSIPの臨床像は，年齢は40～60歳代に多く，女性がやや多い。亜急性に進行する咳や労作時呼吸困難を契機に医療機関を受診することが多い。発熱や体重減少を認めることもある。

　Katzensteinらは，NSIPを次の3群の亜型に分類している。

① Group I：リンパ球・形質細胞の細胞浸潤が肺胞壁にみられる炎症性病変が主体で，ほとんど線維化病巣がみられない。
② Group II：リンパ球，形質細胞の細胞浸潤に加えて，肺胞構造の消失を伴う線維化病変が混在する。
③ Group III：肺胞壁の強い線維化や肺構造の改変が，びまん性あるいは斑状に認められる。蜂巣肺の認められることもある。

　その後，Nagaiら[3] Travisら[4]はNSIPを細胞浸潤が優位なNSIP（cellular pattern, cellular NSIP）と線維化が優位なNSIP（fibrosing pattern, fibrosing NSIP）に分けて検討しているが，おおむねcellular typeはKatzensteinのGroup Iに，fibrosing typeはKatzensteinのGroup II，IIIに相当する。

　画像所見は，典型例では両側の広範な陰影を呈し，下肺野優位のスリガラス様陰影（ground-glass attenuation）の中に斑状に分布するコンソリデーションが認められる。陰影は両側肺に比較的対称性で胸膜直下優位に認められることが多い。スリガラス様陰影，浸潤影（air-space consolidation），不規則な線状影（irregular linear opacities），気管支血管束の肥厚（thickening of bronchovascular bundles），牽引性気管支拡張像（traction bronchiectasis）などの所見が大多数の症例で認められる。UIPと比べて蜂巣肺（honeycombing）を認めることは少ない。肺気腫などが背

景にあればさらに多彩な陰影を呈する．亜型別の検討では，細胞浸潤が優位なNSIPではスリガラス様陰影，浸潤影，牽引性気管支拡張像などの所見が多く認められるのに比べて，線維化が優位なNSIPでは不規則な線状影や蜂巣肺などの所見が多く認められるとする報告が多い[5]．以上の所見より，細胞浸潤優位なNSIPは比較的疾患の推定は容易であるが，線維化が優位なNSIPではUIPとの鑑別が難しいことが多い．また，線維化が優位なNSIPで組織学的にUIPの成分をもつ症例では，画像的にも両者の特徴が混在している．

Johkohら[6]は，NSIP55例をその組織所見によってgrade 1〜4に分類し（grade1；間質の炎症のみで線維化はない，grade2；間質の炎症が線維化よりも多い，grade3；間質の炎症よりも線維化が多い，grade4；線維化のみ）画像所見の特徴を述べている．すなわち，NSIPに共通する所見は，スリガラス様陰影と構造の改変であり，線維化が進むにつれて，牽引性気管支拡張と小葉内網状陰影（intralobular reticulation）が増えてくる．蜂巣肺は，ほぼ線維化したNSIPでのみみられるとしている．

NSIPの大きな特徴として，自然経過あるいはステロイド治療で軽快することがあり，また，UIPと比較して予後良好であることが挙げられる[7]．さらに近年の詳細な検討で，細胞浸潤が優位なNSIPは線維化が優位なNSIPより予後が良好であり，また，線維化が優位なNSIPの中でも，画像的・組織学的にUIPに類似している症例は予後不良であることが明らかになっている[4,7]．

このように，NSIPといってもさまざまな程度の病態が含まれている．さらにNSIPは特発性NSIPのほかにも，膠原病や血管炎の肺病変・過敏性肺炎・薬剤誘起性肺炎・感染症・HIVなどの免疫不全・粉塵吸入・急性肺障害の回復期などの疾患も含まれる[4]．しかし，NSIPという術語は特発性か，あるいは膠原病に随伴する場合の肺病変に対してのみ使用するべきであって，薬剤性でこのような病理像を呈する場合には，慢性間質性肺炎（chronic interstitial pneumonia）と呼称すべきとする意見もある．

## 2. 薬剤誘起性肺炎

薬剤誘起性肺炎は投与薬剤・投与量・投与経路・投与期間・併用薬剤などによって多彩な肺傷害を来し，多種多様な病態を呈することが知られている[8]．

間質性肺炎・肺線維症を呈する薬剤誘起性肺炎はこれまでにも多数報告されているが，組織学的にNSIPと確定診断されて報告された薬剤誘起性肺炎は少数である．これは，薬剤誘起性肺炎の臨床において，病理組織学的検査は必ずしも必要ないことに加えて，NSIP自体が1994年に提唱された新しい概念であることが大きな理由と思われる．すでに報告された症例の再検討から，アミオダロン，メトトレキサート，ペニシラミン，金製剤，ヒドララジンなど多数の薬剤がNSIPパターンを呈することが明らかになっている[9,10]．

Rossiら[10]は，薬剤誘起性肺炎の病理像と画像を対比して述べており，病理像は（DAD），NSIP，器質化肺炎を伴う閉塞性細気管支炎（bronchiolitis obliterans organizing pneumonia，以下BOOP），好酸球性肺炎（eosinophilic pneumonia，以下EP），閉塞性細気管支炎（bronchiolitis obliterans），肺出血，喀血（pulmonary hemorrhage），肺水腫（pulmonary edema），静脈閉塞性疾患（veno-occlusive disease）などに分かれるとしており，NSIPを呈する代表的な薬剤として，アミオダロン，メトトレキサート，カルムスチン，クロラムブシルを挙げている。このなかで著者らは，間質性肺炎のすべてのパターンが薬剤誘起性肺炎でみられ，最も多く遭遇するものがNSIPまたは慢性間質性肺炎（上述）であると述べている。NSIPの病理像は①単核球細胞の浸潤による間質の肥厚，②反応性Ⅱ型肺胞上皮細胞の出現，③線維化とし，初期のHRCT像ではスリガラス様陰影と小葉間隔壁の肥厚などが特徴的で，後期のそれでは肺底区の線維化像，蜂巣肺，牽引性気管支拡張が特徴的と記している。初期の像は病理像では①や②に対応し，後期の像は③に対応すると考えられる。

　NSIPパターンを呈する薬剤誘起性肺炎も特発性のNSIPと同様の臨床経過をたどる。徐々に増悪する咳や労作時呼吸困難などの自覚症状を契機に発見されることが多く，時に微熱を認める。聴診上，cracklesを聴取することが多い。画像上，両側に間質影を認める。これらの経過と薬剤投与歴から薬剤誘起性肺炎の診断を進めていくことになる。

　以下に，NSIPパターンを呈するとして報告されている代表的な薬剤について解説する。これらの薬剤以外に，プロスタサイクリンを5年間使用し続けてNSIPが発症しステロイドで改善しなかった例[11]，スタチン製剤を6年間使用して fibrotic NSIPが発症しステロイドが有効であった例[12]などが報告されている。生検されてなくともNSIPを呈する薬剤誘起性肺炎症例は多いと推測される。

## （1）アミオダロン（アンカロン®）

　アミオダロンは重篤な不整脈に対して使用されるⅢ群抗不整脈薬であり，血中半減期は15〜60日と極めて長い。アミオダロンによる薬剤誘起性肺障害は1980年にRotmenschらによって初めて報告されてから，現在までに多数報告されている。発症頻度は報告者によって大きなひらきがあるが，アミオダロンを投与されている患者の約5〜10％に薬剤誘起性肺病変を発症すると推定されている。しかし薬剤投与前後で呼吸機能の検討では高率にDLcoなどの低下を認めたという報告がみられ，また，薬剤投与中に他疾患で死亡した患者の剖検で正常と思われた肺に間質性変化を認めたとの報告もあり，アミオダロンによる肺障害は軽度なものも含めると高率に出現している可能性がある。

　薬剤投与量・薬剤血中濃度と薬剤誘起性肺炎の発症頻度との関連はまだ明確な結論は出ていない。ただし，1日投与量が400mg以上で2カ月以上内服している場合に発症する可能性が高く，逆に1日投与量が400mg未満では発症頻度は低いことが多くの検討から明らかになっている。また，発症のリスクファクターとして年齢や呼吸器疾患の既往などが報告されている。心臓手術，酸素吸入，呼吸器感染症などが薬剤誘起性肺炎の発症のトリガーとなる可能性を指摘する者もいるがまだ解明は不十分である。

　臨床的には亜急性に発症する頻度が最も多く，多くの発症例は投与開始後数カ月から1年以内のことが多い。まれに薬剤中止後数週間から数カ月して発症することがある。病理学的には，細胞浸

潤型の間質性肺炎や肺の線維化を呈する場合が多いがBOOP，EPなどの病態を呈した報告例もみられる。しかし，投与開始数時間から数日の経過で急性発症する症例も報告されており，このような症例では臨床的にARDSパターンをとる。

　治療は薬剤中止が原則である。多くの症例では数日で症状が軽快する。軽快しない症例や重症例ではステロイド治療が適応となる。しかし，アミオダロンが患者にとって必須の薬剤である場合は慎重な対応が必要である。アミオダロンを減量して，同時にステロイドを併用するという方法をとらざるをえない場合もある。

　薬剤誘起性肺炎を発症した患者の予後に関する報告もさまざまである。報告者によって大きなひらきがあるが，薬剤誘起性肺炎を発症した患者の10〜30％は致死的な経過をたどると報告されている。しかし，本薬剤は重症の循環器疾患患者に投与されており，死因が薬剤の副作用なのか，薬剤を中止したために原疾患が悪化したのかの判断は時として困難である。純粋な薬剤誘起性肺障害による死亡率はそれよりは低率で5〜10％程度と推測されるが，いずれにしてもアミオダロンを投与中に間質性肺炎やARDSを発症した循環器疾患患者の予後が不良であるのは間違いなさそうである。また，その際の鑑別診断として，心不全の増悪や肺炎などの感染症を除外することが最も重要である[13]。

## (2) メトトレキサート（メソトレキセート®）

　メトトレキサートは関節リウマチ・気管支喘息などの良性疾患や急性リンパ性白血病，乳癌，肺癌など悪性疾患の治療に幅広く用いられる葉酸代謝拮抗薬である。MTXによる薬剤誘起性肺炎の診断基準はいくつかあり，どの診断基準を用いるかによっても異なるが，発症頻度はこれまでの報告を総合すると，良性疾患に対して低用量を投与されている場合はおよそ3〜4％，悪性疾患に対して高用量を投与されている場合はおよそ7％程度と推測されている[14]。

　関節リウマチ患者などで薬剤誘起性肺炎の発症のリスクファクターが検討されており，年齢・糖尿病の合併・リウマチ肺の合併（肺病変の存在）などが発症のリスクファクターと報告されている[15]。また，少数例での検討であるが，特定のHLAでの患者で発症頻度が高いとの報告もある。なお，総投与量や投与経路は無関係であると考えられている。

　Cannonら[16]はメトトレキサート肺傷害を①acute interstitial pneumonitis（hypersensitivity pneumonitis, hypersensitivity reaction），②interstitial fibrosis，③noncardiogenic pulmonary edema，④pleuritis and pleural effusion，⑤pulmonary nodulesの5つに分類した。このなかで①acute interstitial pneumonitisが最も多く報告されている。臨床経過としては急性の経過をたどる症例と亜急性に発症する症例に大別され，一般に，投与開始後6カ月以内の発症が多いが投与直後の発症例もある。さらに，通常は薬剤投与中に発症するが，投与終了後1〜4週間後に発症した症例も報告されている。

　メトトレキサートによる薬剤誘起性肺炎の組織学的所見として，急性の経過をたどる症例ではDADが，亜急性の経過をたどる症例では間質へのリンパ球や形質細胞などの細胞浸潤，間質の線維化，細気管支炎などの所見が認められることが多い。一般的にブレオマイシンなどの抗癌薬に比

べて肺線維症を呈することは少ない。また本薬剤による薬剤誘起性肺炎の組織学的特徴として，巨細胞や肉芽腫が認められることが挙げられる。肉芽腫や巨細胞はおよそ30～40％の症例に認められる[14]。

一般に薬剤の早期中止により良好な経過をたどる症例が多いが，重症例ではステロイド投与が必要である。多くの症例ではステロイド治療が著効するが，DADを呈する症例や間質性肺炎が進行した症例では死亡例も報告されている。

### (3) D-ペニシラミン（メタルカプターゼ®）

関節リウマチやウイルソン病，強皮症などの治療に用いられるSH基化合物である。本剤による肺合併症の頻度は1～3％程度と報告されており，比較的頻度は低いと考えられている。薬剤投与から数カ月後に発症することが多く，また，投与量と明らかな相関はみられない。

慢性間質性肺炎や肺線維症のほかに，BOOP，EP，薬剤誘発ループス，閉塞性細気管支炎，Goodpasture症候群類似の肺胞出血などの報告がみられる。慢性間質性肺炎は本剤投与開始後，D-ペニシラミンによる間質性肺炎の予後は良好で，薬剤中止後早期に間質影が消失することが多いが，閉塞性細気管支炎や肺腎症候群を発症した場合は予後不良の場合がある。

### (4) 金製剤（シオゾール®，リドーラ®）

金製剤は関節リウマチの治療で古くから用いられており，本剤による薬剤誘起性肺炎はgold pneumonitisといわれ，広く知られた副作用である。本剤を投与されている患者のおよそ1％に薬剤誘起性肺障害を発症すると報告されている。報告例の多くは細胞浸潤型の慢性間質性肺炎や肺線維症であるが，BOOP，閉塞性細気管支炎の報告もみられる。数週間後に亜急性の経過で発症する症例が多いが，投与数時間で発症する症例もみられる。金製剤による間質性肺炎は多くの場合，薬剤中止後，数週間から数カ月で軽快することが多く，一般に予後は良好である[17]。ただし，薬剤投与中止後もしばらく病勢が進行する症例も散見され，これは肺組織内に取り込まれた薬剤が数年間蓄積するためと考えられている。薬剤中止で軽快傾向がみられない場合はステロイド治療を考慮する。

金製剤やD-ペニシラミンを投与されている関節リウマチの患者に間質性陰影が出現したときはリウマチ肺との鑑別が常に問題となる。一般的にリウマチ肺は関節リウマチ発症後2年以内に発症する場合が多いこと，進行が緩徐な場合が多いこと，薬剤投与中止後も変化がみられないこと，ステロイドに対する反応が不良であることなどを考慮して総合的に判断する。

### (5) サラゾスルファピリジン（サラゾピリン®）

潰瘍性大腸炎などの炎症性腸疾患の治療に古くから使用されている薬剤である。肺障害を来すことはまれであるが，現在までに約50例が報告されている。肺障害は投与開始後半年以内に発症することが多い。総投与量との相関は明らかではないが，1日投与量が4～6gの患者での報告例が多い。病理学的には，細胞浸潤型の間質性肺炎や肺線維症を呈する場合が最も多いが，そのほかに

EP, BOOP, BO, DIP, DADなどを呈することが知られている。予後は比較的良好であり、薬剤の中止のみで軽快する症例が多いが死亡例も報告されている[18]。

なお、本薬剤が投与されている炎症性腸疾患患者に間質性肺疾患が出現した場合に鑑別診断を行ううえで注意したいのは、炎症性腸疾患の腸管外病変としての肺病変である[19]。以前は、炎症性腸疾患の肺病変は極めてまれとされていたが、1993年Camusらは肺病変を合併した炎症性腸疾患をまとめて報告してから注目されるようになった。そのうち、間質性病変として現在ではNSIPやBOOPなどの病態を呈する症例が報告されている。したがって、スルファサラジンが投与されている炎症性腸疾患の患者に間質性肺炎が出現した場合、薬剤誘起性肺炎なのか原疾患の肺病変なのかあるいは偶然合併した特発性の間質性肺炎なのかの判断は、原疾患の病勢などを考慮して総合的に行う必要がある。

## 3. 症　例

以下に画像上NSIPパターンを呈した薬剤誘起性肺炎の症例を提示する。生検は行っていないので病理組織所見は得られておらず、あくまで画像上NSIPパターンを呈したということにすぎないが、臨床的に薬剤誘起性肺炎と十分診断が可能な例では組織生検は行う必要はない。症例1のように経過が長く、線維化が完成していると思われる例ではステロイド薬は無効である。症例2のように、発病初期で肺障害の程度が軽い例では、薬剤の中止だけで治癒する場合もある。症例3のように、ステロイド治療が不十分であると悪化し、十分なステロイド治療で治癒に導けた例もある。同一の疾患であっても、個々の症例毎に病態が異なることを示した。

### (1) 症例1（図1）
■**症　例**：60歳, 女性。
■**既往歴**：C型慢性肝炎に対して、50歳から10年間、EPLと小柴胡湯を服用し続けていた。
■**現病歴**：呼吸困難のため当科紹介されたが、このびまん性の陰影は5年前にはみられていない。
■**喫煙歴**：なし。
■**粉塵の吸入歴**：なし。
■**他の服用薬剤**：なし。
■**臨床経過**：BALFのリンパ球増多もなく、確証はないが、長期の小柴胡湯服用による薬剤誘起性肺炎と考えられる。ステロイド治療に反応せず、肝臓癌による肝不全で死亡された。胸部単純X線像（図1a）は広範な網状陰影で、CT（図1b）上は小さな蜂巣肺様の所見があるが、IPFにみられるUIPパターンとは異なり、均一な陰影である。剖検は得られなかったが、線維化型のNSIPパターンである。

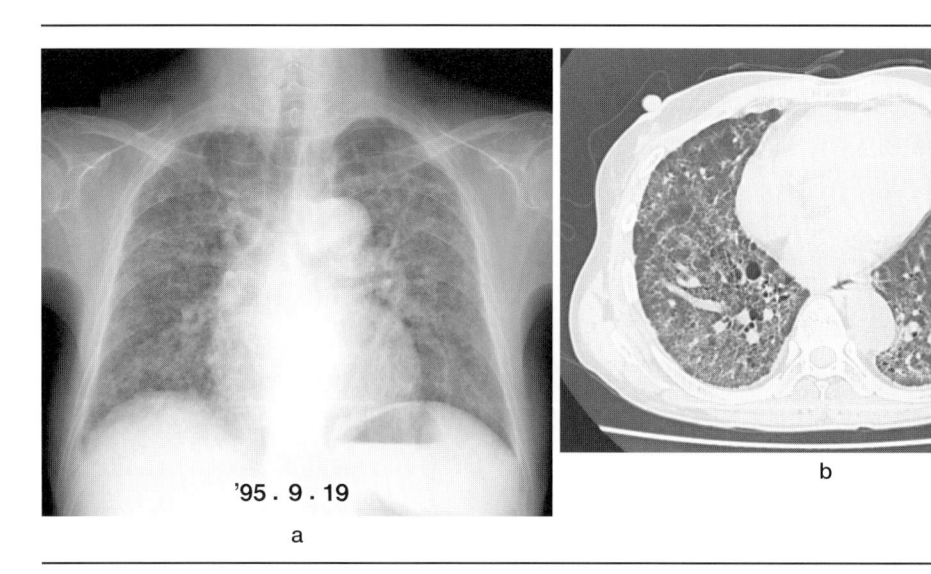

図1

### (2) 症例2（図2）

■**症　例**：67歳，男性。

■**現病歴**：気管支喘息症状のため，近医で西洋薬の投与を受けたが改善が十分でなく，別の医院で柴朴湯の投与を受けた。柴朴湯単剤でいくらか改善してきていると感じて，1カ月服用を続けた。その後，発熱と息切れを訴え，胸部単純X線像（図2a）で異常を認めたため当科を紹介された。

■**臨床経過**：紹介されたときには本人が柴朴湯の服用を中止し，胸部単純X線像もすでにやや改善していた。病歴から柴朴湯による薬剤誘起性肺炎と考えられた。BALFでは，細胞数はやや増加し，リンパ球分画は14%とほぼ正常であった。胸部CT像（図2b）は，主に胸膜直下にcurvilinearに淡いスリガラス様陰影，網状陰影を認めた。細胞性NSIPパターンであり，無治療で治癒した。

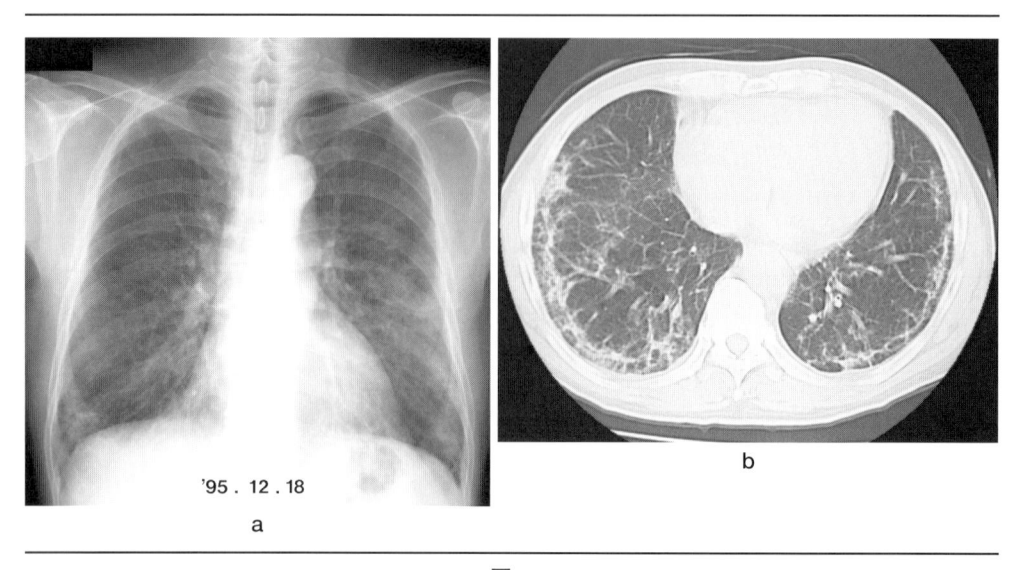

図2

## (3) 症例3（図3）

■**症　例**：61歳，男性。
■**病　歴**：十二指腸潰瘍の手術歴がある。
■**喫煙歴**：30本／日×40年。
■**臨床経過**：2003年11月に爪白癬があり，近くの病院で処方された軟膏を使用していたが，12月からミノマイシン（以下MINO）が投薬された。その後，継続的にMINOを服用していたが，2004年2月になって咳嗽と息切れを生じ，2月10日に同院の内科に入院した（図3a）。同院では肺炎の診断で，さらにMINOの点滴注射が行われたが，2月18日にはさらに悪化したため（図3b），MINOによる薬剤誘起性肺炎と診断され同薬剤は中止とされた。その後メチルプレドニゾロン125mgを1日投与され，その後プレドニゾロン（PSL）を1日づつ30mg，20mg，10mgと投与され10mgで継続となったが，改善が乏しいため2月26日から再度プレドニゾロンを30mgに増量され，3月3日に当科に紹介された。このときの胸部CT像（図3c）では下肺野の縮み，スリガラス様陰影，牽引性気管支拡張，小葉内間質性陰影が認められるが，蜂巣肺はみられず，線維化を来していない時期の，MINOによる薬剤誘起性NSIPと考えられた。

　症状の改善傾向がみられたので，そのまま外来でPSL30mgを8週間継続し，ゆっくりと減量した。4月7日の胸部CT像ではまだスリガラス様陰影が残存している（図3d）。4月27日の胸部単純X線写真ではほぼ正常に復し自覚症状もほぼ消失した。

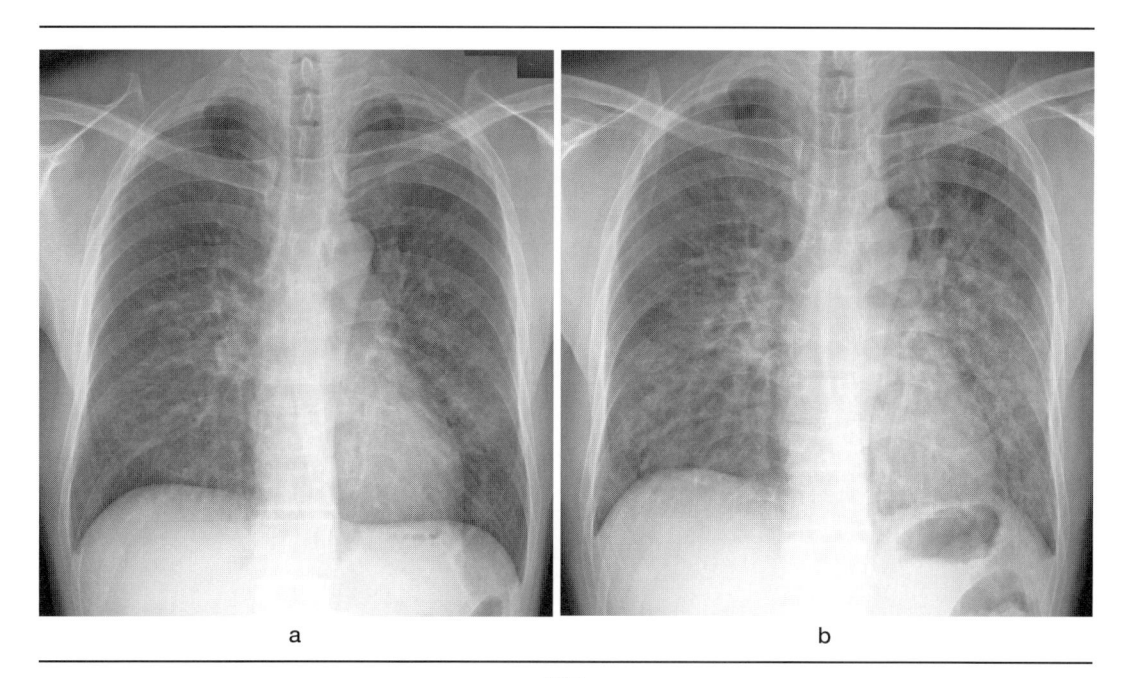

図3

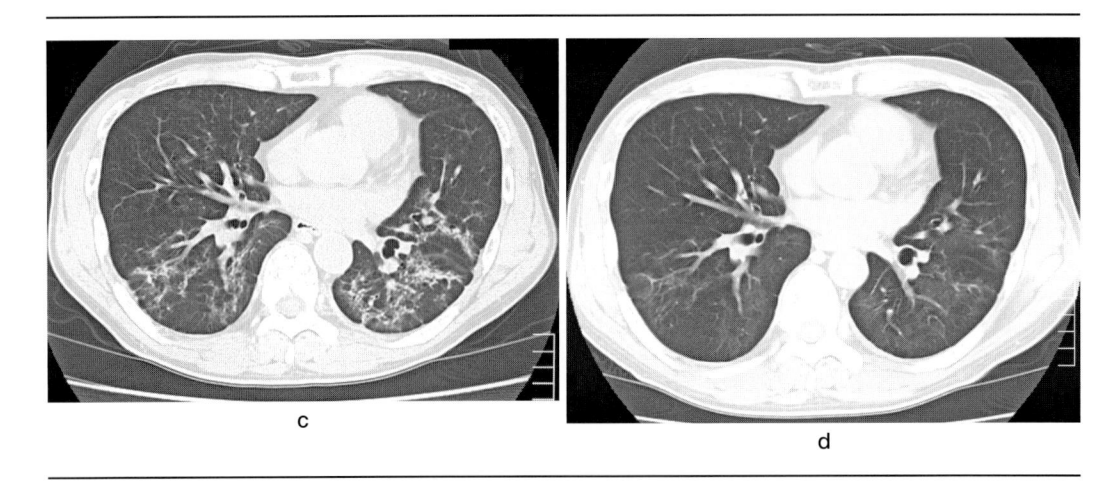

図3

※著者注：メトトレキサートをはじめとして薬剤誘起性肺炎の文献にはhypersensitivity pneumonitisという表現がしばしばみられる。インターネットで利用可能な薬剤誘起性肺障害に関するPNEUMOTOX ON LINE（http://www.pneumotox.com/）でも薬剤誘起性肺傷害のパターンの一つとしてacute hypersensitivity pneumonitis and respiratory failure（diffuse and severe infiltrative lung disease）という表現が用いられている。Up to dateでは，MTX肺炎でのhypersensitivity pneumonitisは肉芽腫形成を伴うものを指している。しかし個々の症例を検討すると，比較的急性に発症した薬剤誘起性間質性肺炎を指している場合が多く，また，その発症機序が細胞毒性でなくアレルギー性反応が疑われるというニュアンスを込めて，hypersensitivity pneumonitisという語を用いている著者もいる。言葉の使用に若干の混乱があると思われるため，本原稿では和訳せずに引用した。

## 【文　献】

1) American Thoracic Society. Idiopathic pulmonary fibrosis: Diagnosis and treatment: International consensus statement. Am J Respir Crit Care Med 2000; 161: 646-64.
2) Katzenstein ALA, Fiorelli RF. Nonspecific interstitial pneumonia/fibrosis: Histological features and clinical significance. Am J Surg Pathol 1994; 18: 136-47.
3) Nagai S, Kitaichi M, Itoh H, et al. Idiopathic nonspecific interstitial pneumonia/fibrosis: Comparison with idiopathic pulmonary fibrosis and BOOP. Eur Respir J 1998; 12: 1010-9.
4) Travis WD, Matsui K, Moss J, et al. Idiopathic nonspecific interstitial pneumonia: Prognostic significance of cellular and fibrosing patterns. Am J Surg Pathol 2000; 24: 19-33.
5) MacDonald SLS, Rubens MB, Hansell DM, et al. Nonspecific interstitial pneumonia and usual interstitial pneumonia: comparative appearances at and diagnostic accuracy of thin-section CT. Radiology 2001; 221: 600-5.
6) Johkoh T, Muller NL, Colby TV, et al. Nonspecific interstitial pneumonia: Correlation between thin-section CT findings and pathologic subgroups in 55 patients. Radiology 2002; 225: 199-204.
7) Flaherty KR, Thwaite EL, Kazerooni EA, et al. Radiological versus histological diagnosis in UIP and NSIP: survival implications. Thorax 2003; 58: 143-8.
8) Foucher P, Biour M, Blayac JP, et al. Drugs that may injure the respiratory system. Eur Respir J 1997;10:265.
9) Erasmus JJ, McAdams HP, Rossi SE. Drug-induced lung injury. Semin Roentgenol 2002; 37: 72-81.
10) Rossi SE, Erasmus JJ, McAdams HP, et al. Pulmonary drug toxicity: radiographic and pathologic manifestations. Radiographics 2000; 20: 1245-59.
11) Kesten S, Dainauskas J, McLaughlin V, et al. Development of nonspecific interstitial pneumonitis associated with long-term treatment of primary pulmonary hypertension with prostacyclin. Chest 1999; 116: 566-9.
12) Lantuejoul S, Brambilla E, Brambilla C, et al. Statin-induced nonspecific interstitial pneumonia. Eur Respir J 2002; 19: 577-80.
13) Fraire A, Guntupalli K, Greenberg S, et al. Amiodarone pulmonary toxicity: a multidisciplinary review of current status. South Med J 1993; 86: 67.
14) Imokawa S, Colby TV, Lesile KO, et al. Methotrexate pneumonitis: Review of the literature and histopathological findings in nine patients. Eur Respir J 2000; 15: 373-81.
15) Alarcon GS, Kremer JM, Macaluso M, et al. Risk factors for methotrexate-induced lung injury in patients with rheumatoid arthritis. A multicenter, case-control study. Methotrexate–Lung Study Group. Ann Intern Med 1997; 127: 356-64.
16) Cannon GW. Methotrexate pulmonary toxicity. Rheum Dis Clin North Am 1997; 23: 917-37.
17) Zitnik RJ, Cooper JAD Jr. Pulmonary disease due to antirheumatic agents. Clin Chest Med 1990; 11: 139-50.
18) Parry SD, Barbatzas ET, Peel ET, et al. Sulphasalazine and lung toxicity. Eur Respir J 2002; 19: 756-64.
19) 山口哲生，滝口恭男．消化管と肺．呼吸器科 2002; 2: 383-90.

# SECTION 4
# UIPパターン

## 1. はじめに

　薬剤誘起性肺・胸膜疾患は，さまざまな薬剤によって引き起こされる。病変部位は肺，気道，血管，胸膜などにみられ，病態もさまざまである[1)2)]。肺病変のみに限っても，**表1**に示すごとく多種類の組織パターンを呈するとされている[3)]。また，一つの薬剤によってさまざまなパターンの組織所見を呈したり，1人の患者に複数の組織所見が混在するのも薬剤誘起性肺炎の特徴である。今回，われわれは薬剤誘起性間質性肺炎において，UIPパターンを来す原因薬剤およびその病理所見，画像所見について文献的考察をした。

**表1　薬剤誘起性肺傷害の組織所見パターン**

| |
|---|
| Pulmonary edema |
| Acute and chronic alveolar hemorrhage |
| Alveolar proteinosis-like reaction |
| Acute,organizing or organized diffuse alveolar damage |
| Organizing pneumonia |
| Fibrosing chronic interstitial pneumonitis resembling usual interetitial pneumonia |
| Diffuse cellular interstitial infiltrate(± foci of organization) |
| Non-specific interstitial pneumonia |
| Lymphocytic interstitial pneumonia |
| Giant cell interstitial pneumonia |
| Diffuse lymphoid pneumonia |
| Granulomatous interstitial pneumonia |
| Acute or chronic interstitial pneumonia |
| Small vessel angitis |
| Metastatic calcification |
| Foreign body reaction(intravenous drug abuse) |
| Pulmonary arterial hypertention |
| Pulmonary veno-occlusive disease |
| Asthma |
| Constrictive bronchiolitis(bronchiolitis obliterans with airflow obstruction) |
| Bronchiectasis |
| Miliary small nodules |
| Panacinar emphysema and bullous lung disease |

## 2. UIPパターンを示した薬剤誘起性肺炎の組織所見―症例呈示―

症例は，慢性血液疾患でクロラムブシルを長期にわたって使用している患者である。数カ月の経過で徐々に進行した呼吸困難で，胸部単純X線写真上慢性間質性肺炎の像を呈した。臨床的にクロラムブシルによる薬剤誘起性肺炎と診断し，薬剤を中止したところ，呼吸状態の改善を認めた。

本症例に胸腔鏡下肺生検が施行された（図1a, b）。組織学的には胸膜直下，小葉辺縁優位の分布で，陳旧性線維化にfibroblastic focusを介して正常肺に接するヘテロな分布と時相を示すUIPパターンの慢性間質性肺炎の組織像である。

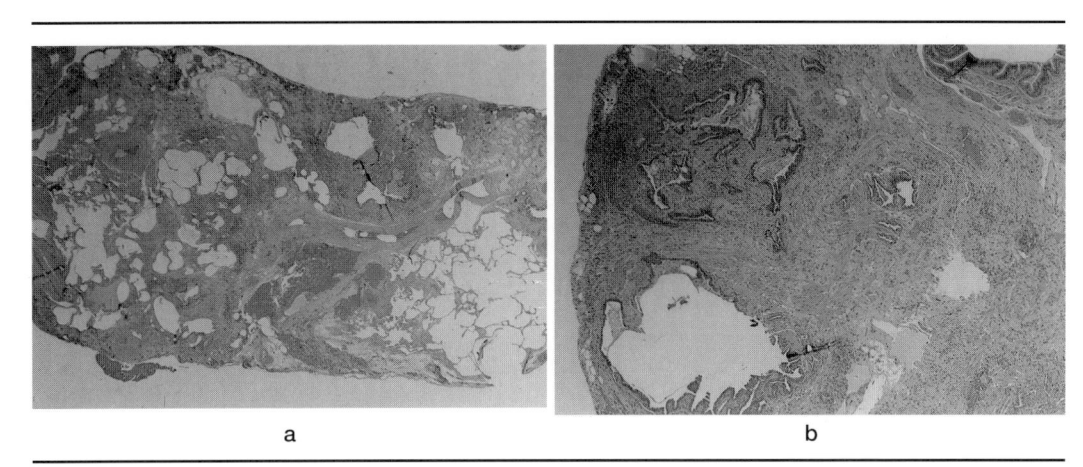

図1 クロラムブシルによる治療中に出現したUIPパターンの病理像
（Mayo Clinic Scottsdale，病理，T. V. Colby教授の厚意による）
(a) 病変分布が散在性で，蜂巣肺とともに一部に正常肺を認める。（HE stain，×10）
(b) 平滑筋増殖を伴う極めて密な線維化と蜂巣肺形成部である。（HE stain，×40）

## 3. UIPパターンを来す原因薬剤についての検討

薬剤誘起性肺障害の組織所見として，fibrosing chronic interstitial pneumonitis[3]やchronic interstitial pneumonia/fibrosis[4]という組織パターンが記載されているが，UIP以外にnon-specific interstitial pneumonia（以下NSIP）やlymphocytic interstitial pneumonia（以下LIP）などを含んでの分類になっており，組織学的には均一な分類ではない。また，薬剤誘起性肺疾患に関する情報を提供しているインターネットサイトのPNEUMOTOX（http://www.pneumotox.com/）で薬剤誘起性肺疾患の検索をしてみても，組織パターンとして「肺線維症（pulmonary fibrosis）」という項目で分類され，UIPとしての分類はされていない。

表2は，薬剤誘起性肺炎の中で，chronic interstitial pneumonia/fibrosisやpulmonary fibrosisとして報告されている原因薬剤のまとめである[3]～[6]。表のごとく多種類の原因薬剤が挙げられている。

そこで，われわれはchronic interstitial pneumonia/fibrosisやpulmonary fibrosisとして報告されている薬剤誘起性肺炎の報告例において，UIPパターンを来す薬剤がどれほどあるのかを放射線

表2 Chronic interstitial pneumonia/fibrosisを来す原因薬剤の一覧

| 悪性疾患治療薬，免疫抑制薬 | BCNU, busulfan, chlorambucil, cyclophosphamide, melphalan, MTX methyl-CCNU, procarbazine, uracilmustard, 5-FU, bleomycin, DCNU |
|---|---|
| 抗菌薬 | nitrofurantoin |
| 心血管作動薬 | amiodarone, pindolol, quinidine sulfate, tocainide, bepridil |
| 抗リウマチ薬 | gold |
| 精神神経作動薬 | fluoxetine hydrochloride, phenytoin |
| その他 | cocaine, nilutamide, sulfasalazine, bromocriptine, danazol, ergotamine tamoxifen |

学的および病理学的に再検討してみた。

まず，画像所見の検討にはCT所見が必要と思われるが，ほとんどの症例は報告年次が古く，CTの呈示がなく，画像所見からの検討は不十分であった。そのなかで，画像診断的に現在報告されているUIPパターンのCT所見に合致した報告は，ニトロフラントイン[7]とアミオダロン[8]の2薬剤であった。アミオダロンについてはUIPパターンの組織所見が記載されている報告があるが，ニトロフラントインの報告には組織所見が示されておらず，病理学的に真にUIPパターンとは評価できなかった。

また，病理所見において再検討してみると，現在の間質性肺炎の分類におけるNSIPパターンやBOOPパターンを呈したものがほとんどで，UIPと断定できる組織所見の症例はアミオダロン以外には認めなかった。

## 4. 自験例における画像所見の検討

われわれは，薬剤誘起性肺炎を27例経験したので胸部CT所見を検討した[9]。原因薬剤はメトトレキサートが7例，漢方薬が5例，総合感冒薬，抗菌薬が3例，金製剤，抗結核薬，抗腫瘍薬が2例，その他2例である。27例において，推定される組織型より好酸球性肺炎群（5例），びまん性肺胞傷害群（3例），間質性肺炎群（19例）に分類した。さまざまな組織所見が混在することが予想される間質性肺炎群においてCT所見を詳細に検討してみると，スリガラス様陰影主体の陰影（cellular NSIP様の陰影），浸潤影主体の陰影（fibrotic NSIP様の陰影），粒状影主体の陰影の3パターンに亜分類され，UIPパターンを示す症例は1例も認めなかった。

以上より薬剤誘起性肺炎症例においては，UIPパターンを来す原因薬剤は少ないものと推察された。

## 5. UIPパターンの画像診断

先ほども述べたが，胸部CT上UIPパターンとして矛盾しない原因薬剤はニトロフラントインとアミオダロンのみである。その2薬剤について，文献的に解説する。

### (1) ニトロフラントイン

Sheehanらによると[7]，ニトロフラントインによる慢性経過の薬剤誘起性肺炎症例を報告しているが，通常のUIPと同様胸膜直下優位の網状陰影を認め，honeycombingを来している。病変の分布は特発性間質性肺線維症（idiopathic pulmonary fibrosis，以下IPF）のように両側下葉優位のものから上葉優位のものまでさまざまである。本報告の特徴として，非可逆的な線維化の画像所見であるにもかかわらず，薬剤中止で画像所見が改善していることである。

### (2) アミオダロン

アミオダロンによる薬剤誘起性肺炎においても，ニトロフラントインと同様に胸膜直下優位の網状陰影，一部にhoneycombingを来している症例が報告されている[8]。治療後の陰影の変化，転帰については記載がない。

## 6. 予　後

UIPパターンを来す原因薬剤が少なく，また報告例も少ないことから予後について論じるのは困難である。ただし，ニトロフラントインによる薬剤誘起性肺炎症例において，薬剤中止によりUIPパターンのCT所見が改善したという報告から，特発性のIPFと比較すると予後のよい可能性がある。

## 7. まとめ

薬剤誘起性肺炎においてUIPパターンを呈することは画像的にも病理学的にもまれであることを臨床医は認識すべきである。逆に，慢性経過の呼吸不全でUIPパターンを呈したならば，IPF，慢性過敏性肺炎，膠原病肺，上葉優位型肺線維症など他の疾患をきちんと鑑別することが必要と考えた。

しかし，薬剤誘起性肺炎としてUIPパターンを示す原因薬剤が少なからずあること，IPFと異なり薬剤中止により改善する予後良好であることも事実であり，そのことを念頭に入れて診療することも必要と思われる。

### 【文　献】

1) Cooper JAD, White DA, Matthay RA. Drug-induced pulmonary disease, part 1. Am Rev Respir Dis 1986; 133: 321-40.
2) Cooper JAD, White DA, Matthay RA. Drug-induced pulmonary disease, part 2. Am Rev Respir Dis 1986; 133: 488-505.
3) Travis WD, Colby TV, Koss MN. Drug and radiation reactions. Atlas of nontumor pathology: Non-neoplastic disorders of the lower respiratory tract. Washington: ARP and AFIP, 2002: 321-50.
4) 斉藤泰春，鈴木栄一．薬剤性肺疾患．呼吸　2003; 22: 205-11.

5) 近藤有好．薬剤による肺障害（薬剤性肺炎）．結核 1999; 74: 33-41.
6) Myers JL. Pathology of drug-induced lung disease. In: Katzenstein ALL, Askin FB, editors. Surgical pathology of non-neoplastic lung disease, 3rd ed. Philadelphia: WB Saunders, 1997: 81-111.
7) Sheehan RE, Wells AU, Milne DG, et al. Nitrofurantoin-induced lung disease: Two cases demonstrating resolution of apparently irreversible CT abnormalities. JCAT 2000; 24: 259-61.
8) Kuhlman JE, Teigen C, Ren H, et al. Amiodarone pulmonary toxicity: CT findings in symptomatic patients. Radiology 1990; 177: 121-5.
9) 松島秀和，高柳　昇，徳永大道，ほか．薬剤性肺炎のCT所見の検討：組織所見に基づいたCT所見の特徴と亜分類の試み．日呼吸会誌 2003; 42: 145-51.

# SECTION 5
# 薬剤誘起性好酸球性肺炎

## 1. はじめに

　薬剤による肺傷害は，細胞毒性のものとアレルギー反応によるものに分けられる。後者では薬剤そのものあるいは代謝産物が完全抗原やハプテンとして働き，Th1またはTh2細胞が関与する。Th2細胞からのサイトカインが関係し末梢血好酸球増加があれば，好酸球肺炎の診断は比較的容易である。しかしtissue eosinophiliaだけの場合もある。また複数の薬剤を投与されていたり，長期に使用していた薬が原因となっている場合には，原因薬剤の同定には困難を来す。

## 2. 好酸球性肺炎の分類

　原因を検索しても不明なものと病因が明らかなものに分類される[1]（**表1**）。本項では薬剤誘起性好酸球性肺炎が主題であるが，経過から慢性，急性に分けられる。

　注意点として必ずしも肺胞領域に病変はとどまらず，気管支，細気管支，血管，胸膜，呼吸筋にも同様の病態が併存しうることを銘記しておくべきである。さらには全身疾患の一部であるという認識は治療上重要で，皮膚，肝臓はいうまでもなく好酸球性胃腸炎，膀胱炎が前面に出てくる場合がある。後述の6型ヘルペスウイルス（human herpesvirus 6，以下HHV-6）の再活性の関与する

**表1　好酸球性肺炎の分類**

1）原因不明の好酸球性肺炎
　・一過性または良性：レフレル症候群
　・遷延性：慢性好酸球性肺炎
　　　　　　hypereosinophilic syndrome
　・急性：Allenの提唱した急性好酸球性肺炎
2）病因が明らかな好酸球性肺炎
　・薬剤性 ──→ 急性好酸球性肺炎
　　　　　　　　慢性好酸球性肺炎
　・寄生虫性
　・真菌関連
3）膠原病と関連するもの

〔文献1）Fraser RS, Muller NL, Colman N, et al. Eosinophilic lung disease. Fraser RS, Muller NL. editors. Diagnosis of disease of the chest, volume III, 4th ed. Philadelphia: WB Saunders, 1999; p1743-56. よりFraserの分類を引用，改変〕

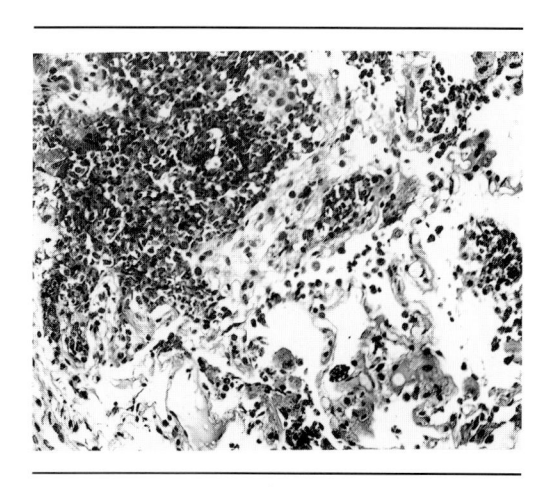

**図1　塩酸セフォゾプランによる薬剤誘起性好酸球性肺炎（経気管支肺生検組織）**
気腔内に好酸球とマクロファージの浸潤を認める。周囲の胞隔は炎症細胞浸潤により軽度肥厚している。

病態が，今後新しく分類に組み入れられる可能性がある。

## 3. 臨床所見

好酸球性肺炎とは，肺局所での好酸球性の炎症細胞浸潤が病変の主体である病態であり（図1），①経気管支肺生検や外科的肺生検等で組織学的に肺好酸球浸潤を認める，②気管支肺胞洗浄液で好酸球分画の増加を認める，などにより確定診断される．表2はこのような病態を来しうる代表的な

**表2 好酸球性肺炎を来しうる薬剤**
基本的にいかなる薬剤もアレルギー反応を惹起する可能性がある。

| | |
|---|---|
| 抗癌薬 | ブレオマイシン Chest 1985; 88: 103<br>メトトレキサート Am Rev Respir Dis 1989; 139: 18 |
| 抗菌薬 | アンピシリン Chest 1980; 77: 449<br>ミノサイクリン*欄外参照<br>トスフロキサシン 日呼吸会誌 1998; 36: 618<br>ロキシスロマイシン Ann Pharmacother 2002; 36: 1808 |
| 抗炎症薬 | 金製剤 Chest 1985; 87: 410<br>サラゾピリン Respiration 1985; 47: 158<br>ブシラミン 日呼吸会誌 2002 ; 40: 321 |
| 非ステロイド性抗炎症薬（NSAID） | ジクロフェナック Arch Intern Med 1993; 153: 1649<br>ロキソプロフェン 日胸疾会誌 1992; 30: 926<br>アスピリン 日胸疾会誌 1997; 35: 1099 |
| 非ピリン系解熱鎮痛薬 | アセトアミノフェン Chest 1993; 104: 291 |
| 降圧薬 | ACE阻害薬（カプトリル）Chest 1989; 95: 685 |
| その他 | カルパマゼピン Chest 1978; 74: 463<br>コカイン Thorax 1992; 47: 478 |

*文献　2) Toyoshima M, Sato A, Hayakawa H, et al. A clinical study of minocycline-induced pneumonitis. Internal Medicine 1996; 35: 176-9.

3) Sitbone O, Bidel N, Dussopt C, et al. Minocycline pneumonitis and eosinophilia. Arch Intern Med 1994; 154: 1633-40.

4) 新谷博元，南　真司，岩淵邦芳，ほか．ミノサイクリンによる薬剤性肺臓炎の3例．日胸疾会誌 1991; 29: 718-23.

5) 春名徹也，望月吉郎，中原保治，ほか．ミノサイクリンにより発症した気管支喘息を伴う薬剤性肺臓炎の1例．日胸疾会誌 1994; 32: 671-5.

6) Bando T, Fujimura M, Noda Y, et al. Minocycline-induced pneumonitis with bilateral hilar lymphadenopathy and pleural effusion. Internal Medicine 1994; 33: 177-9.

7) Bentur L, Bar-Kana Y, Livni E, et al. Severe minocycline-induced eosinophilic pneumonia: extrapulmonary manifestations and the use of in vitro immunoassays. Ann Pharmacother 1997; 31: 733-5.

8) 中野桂子，源馬　均，小野貴久，ほか．気管・気管支粘膜に好酸球性小隆起を認めたミノサイクリンによる薬剤誘起性肺炎の1例．日胸疾会誌 2001; 39: 24-29.

表3 ミノサイクリンによる好酸球性肺炎の文献報告例のまとめ

| 性（M/F） | 10/11 |
|---|---|
| 年齢 | 17〜84歳：平均44.8歳 |
| 原疾患 | |
| 　ざ瘡 | 5/21　（24％） |
| 　性器感染症 | 3/21　（14％） |
| 　ライム病 | 1/21　（4.8％） |
| 　急性上気道炎 | 6/21　（29％） |
| 　マイコプラズマ肺炎 | 3/21　（14％） |
| 　尿路感染症 | 2/21　（10％） |
| 　その他 | 1/21　（5％） |
| アトピー疾患の既往または合併 | 7/21　（33％） |
| ミノサイクリン投与期間 | 1〜21日：平均11.0日 |
| 自覚症状 | |
| 　発熱 | 18/21　（86％） |
| 　咳嗽 | 16/21　（76％） |
| 　呼吸困難 | 18/21　（86％） |
| 　全身倦怠感 | 4/21　（19％） |
| 　皮疹 | 3/21　（14％） |
| 検査成績 | |
| 　白血球増加 | 16/21　（76％） |
| 　末梢血好酸球分画の上昇 | 14/21　（67％） |
| 　CRP増加 | 12/12　（100％） |
| 　血沈亢進 | 12/12　（100％） |
| 　低酸素血症 | 18/18　（100％） |
| 　肝機能異常 | 2/13　（15％） |
| 　IgE（RIST）上昇 | 9/15　（60％） |
| 　DLST陽性例 | 2/12　（17％） |
| 治療 | |
| 　ミノサイクリンの中止のみ | 12/21　（57％） |
| 　ステロイド投与 | 9/21　（43％） |
| 予後 | |
| 　改善 | 21/21　（100％） |
| 　死亡 | 0/21　（0％） |

（％）は四捨五入

薬剤の報告例の一覧である．使用頻度の多い抗菌薬や鎮痛薬の報告が多いが，各種薬剤ごとの臨床像の特徴は明らかではない．使用していたすべての薬剤が原因のcandidateになりうる．

　この中でミノサイクリンについては比較的多数の報告があり，表3にその文献報告[2)〜8)]21例の臨床像のまとめを示す．性別に差はなく，年齢分布も17〜84歳と幅があり原疾患もさまざまであった．薬剤投与開始から症状出現までは平均11.0日であり，自覚症状としては発熱，咳嗽，呼吸困難が多くの症例でみられた．肺外症状として皮疹が約14.3％に認められた．末梢血検査では多くの症例で，血沈の亢進，CRP陽性，白血球増加などの炎症反応を認め，末梢血好酸球数は増加する例が多い．しかしながら初診時には正常で，薬剤中止後1〜3週間前後で増加してくる例もある点は経過観察の重要性を示唆している．IgE（RIST）が高値を示す例も約6割にみられた．呼吸機能

検査が施行された例では拘束性，閉塞性障害や混合性障害を認め，拡散能の低下する例も報告されている。動脈血ガス分析では低酸素血症を来し，なかには人工呼吸管理を要する程の重篤な例もみられる。喀痰細胞診は本症を疑うきっかけになる場合もあり，診断に有用であると考えられる。経過は，43％の症例に短期間ステロイド薬が投与され，残りの57％は薬剤中止のみで経過をみられた。全例改善している。

他の薬剤についても症例報告をみる限り同様の臨床像を呈する例が多い。

表4に好酸球が増多する肺炎をみた場合の一般的な検査をまとめた。

**表4 好酸球性肺炎の確定あるいは鑑別のための検査一覧**

| 目的 | 項目 | 正常値および評価 |
|---|---|---|
| 鑑別診断 | 胸部単純X線写真 | 両側性のスリガラス様陰影ないしは斑状影 |
|  | 胸部HRCT | 非区域性のスリガラス様陰影～斑状影，急性型で小葉間隔壁肥厚 |
|  | WBC | 軽度から15,000/mm$^3$程度まで |
|  | 好酸球分画，IgE（RIST） | 多くは上昇（Ⅰ型アレルギー関与） |
|  | オウム病抗体価 | CFで4倍未満 |
|  | マイコプラズマ抗体価 | PAで40倍未満 |
|  | 薬剤リンパ球刺激試験 | SIが200％以上で陽性，陰性でも否定できない |
|  | 沈降抗体 | アスペルギルス抗原に対する沈降抗体は陰性 |
|  | ツベルクリン反応 | 結核の既感染で陽性，陰転化する疾患は多岐 |
|  | 自己抗体 | (各膠原病に疾患標識抗体が存在する／肺胞出血が疑われたらc-ANCA，p-ANCA) |
|  | ACE | 高値であればサルコイドーシスの疑い |
| 確定診断 | 気管支肺胞洗浄 | 好酸球の増加，COPではリンパ球増加 |
|  | 経気管支肺生検／外科的肺生検 | 強い好酸球性の気腔内滲出や胞隔炎 |
|  | 沈降抗体 | 特定の抗原に陽性なら有力な証左 |
|  | リンパ球刺激試験 | Ⅳ型アレルギーが関与する病態で陽性 |
|  | 誘発試験（再投与） | 確定診断確定に重要であるが，通常は行わない |

## 4. 画像所見と組織所見

画像所見と組織所見はある程度対応することが多いため，一括して述べる。

組織所見としては，気腔内への好酸球の浸潤が主体である。画像的には細菌により惹起される肺胞内肺炎類似の所見を呈するが，大きく異なるのは多くの症例で非区域性，しばしば両側性である。

一方，好酸球肺炎といえども間質性パターンで発見される場合もある。特発性間質性肺炎の組織分類に準ずると，びまん性肺胞傷害（diffuse alveolar damage，以下DAD），器質化肺炎（organizing pneumonia，以下OP），非特異性間質性肺炎（non-specific interstitial pneumonia，以下NSIP），剝離性間質性肺炎（desquamative interstitial pneumonia，以下DIP），通常型間質性肺炎（usual interstitial pneumonia，以下UIP），呼吸細気管支炎／間質性肺疾患（respiratory bronchiolitis-interstitial lung disease，以下RB-ILD），リンパ球性間質性肺炎（lymphocytic interstitial pneumonia，以下LIP）に分けられる。

気腔内器質化滲出物が存在するOPパターンを呈する場合，画像上は斑状・両側性の浸潤影となる．好酸球の増加の程度が軽度の時，COP/BOOPが鑑別診断として重要になる．

気腔内マクロファージの集簇を来す場合もあるが，DIP-like reactionといえる程度である．

NSIPパターンを呈するものではびまん性にリンパ球や好酸球浸潤がみられる．画像ではスリガラス様陰影，気管支血管束の肥厚を呈する．過敏性肺炎（hypersensitivity pneumonia，以下HP）タイプ（Th1細胞によるIV型反応が関与）も類似してスリガラス様陰影を呈するが，HPでは外来因子の吸入に関連するため肉芽腫形成が目立ち，典型画像では小葉中心性陰影が存在している点で異なる．

Allen[9]の提唱した急性好酸球性肺炎（acute eosinophilic pneumonia，以下AEP）は，当初原因不明として取り上げられたが，その後アスピリンやミノサイクリンなどの薬剤，真菌，本邦では喫煙習慣の変化との関連が判明してきている．著者らのAEP 32例の検討[10]では，5例に薬剤の関与，26例に発症直前に喫煙習慣の変化が確認された．画像ではスリガラス様陰影，小葉間隔壁の肥厚（カーリーのA，Bライン），胸水貯留を呈する（図2，図3）．発症直後には末梢血での好酸球増多を欠くことが多く注意が必要である．DADに対応する組織所見とは異なる．

UIPタイプはアミオダロン以外報告がないようである．

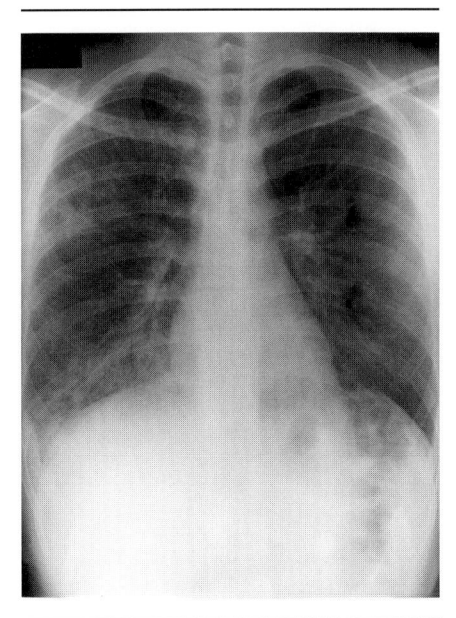

**図2　急性好酸球性肺炎の胸部単純X線写真**
両側のほぼ全肺野にスリガラス様陰影と一部に淡い斑状影を認める．また小葉間隔壁の肥厚（Kerley AとBライン）も見られる．右の肋骨横隔膜角は鈍で胸水貯留が示唆される．

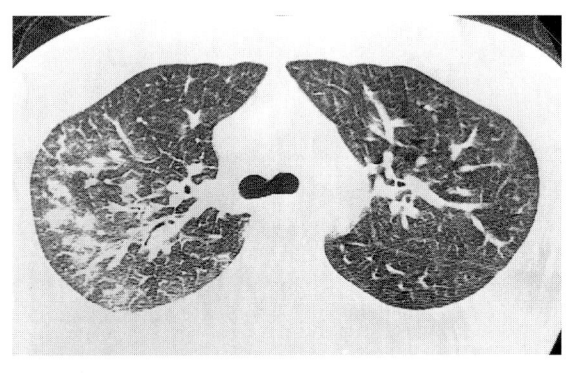

**図3　急性好酸球性肺炎（図2と同じ症例）の胸部CT像**
ほぼ全体にスリガラス様陰影の濃度上昇を認める．右肺では斑状影，気管支血管束の腫大を認める．胸壁から延びる小葉間隔壁の肥厚も目立つ．

## 5. 薬剤性過敏症症候群とHHV-6

薬剤性過敏症症候群（drug-induced hypersensitivity syndrome）は重症の薬疹として分類されている。原因薬剤や中間代謝産物によるアレルギー（発熱，発疹，肝障害）が，投与後2～6週と比較的時間をおいて発症し，引き続いてHHV-6の再活性化が起こり，原因薬剤を中止しても増悪してくる症例が認識されるようになった。呼吸器系にも併発してくることが報告されている[11]。原因薬剤はカルバマゼピン，フェニトイン，フェノバルビタール，サラゾスルファピリジン，メキシレチン，アロプリノールほかに限られている。

## 6. 治療

疑われる薬剤を中止することが重要である。改善せず進行するものではステロイド薬（プレドニゾロンを30～60mg/日程度）を投与する。重症例ではメチルプレドニゾンのパルス療法を行う。OPパターン，NSIPパターン，HPパターン，AEPではステロイド薬に対する反応することが多い。NSIPパターンの一部，DADパターンでは線維化の進行で死亡する例もある。

表5に病勢の把握，治療の可否の参考のための検査をまとめた。

**表5 好酸球性肺炎の重症度判定のための検査一覧**

| 目的 | 項目 | 正常値および評価 |
|---|---|---|
| 重症度判定 | 肺機能<br>動脈血ガス分析 | 拘束性障害＋閉塞性障害<br>臥位：100－0.4×年齢，$Pa_{O_2}$著明低下 |
| 病勢判定 | WBC，CRP，ESR<br>血清補体価<br>免疫複合体<br>KL-6<br>SP-D<br>LDH | 増加時には活動性高い<br>活動期には消費による低下<br>機序として関与が考えられるが，測定意識不明<br>間質性肺炎パターンの活動性の把握に有効であるが，肺炎パターンではあまり上昇しない<br>間質性肺炎の活動性評価には鋭敏でない<br>ステロイド投与時にはミオパチーとの混同しうる |
| 予後判定 | KL-6 | 確定診断確定に重要であるが，通常は行わない |

## 7. おわりに

薬剤使用中にびまん性肺疾患が出現した場合，必ず薬剤の可能性を念頭におき，使用薬剤と発症の関連につき詳細な病歴聴取がなされるべきである。その際には肺外病変（皮疹，肝障害）に注意する。末梢血好酸球数，喀痰中好酸球の出現は，薬剤誘起性好酸球性肺炎を示唆する。

## 【文　献】

1) Fraser RS, Muller NL, Colman N, et al. Eosinophilic lung disease. In: Fraser RS, Muller NL, editors. Diagnosis of disease of the chest, volume III, 4th ed. Philadelphia: WB Saunders, 1999; p1743-56.
2) Toyoshima M, Sato A, Hayakawa H, et al. A clinical study of minocycline-induced pneumonitis. Internal Medicine 1996; 35: 176-9.
3) Sitbone O, Bidel N, Dussopt C, et al. Minocycline pneumonitis and eosinophilia. Arch Intern Med 1994; 154: 1633-40.
4) 新谷博元, 南　真司, 岩淵邦芳, ほか. ミノサイクリンによる薬剤性肺臓炎の3例. 日胸疾会誌 1991; 29: 718-23.
5) 春名徹也, 望月吉郎, 中原保治, ほか. ミノサイクリンにより発症した気管支喘息を伴う薬剤性肺臓炎の1例. 日胸疾会誌 1994; 32: 671-5.
6) Bando T, Fujimura M, Noda Y, et al. Minocycline-induced pneumonitis with bilateral hilar lymphadenopathy and pleural effusion. Internal Medicine 1994; 33: 177-9.
7) Bentur L, Bar-Kana Y, Livni E, et al. Severe minocycline-induced eosinophilic pneumonia: extrapulmonary manifestations and the use of *in vitro* immunoassays. Ann Pharmacother 1997; 31: 733-5.
8) 中野桂子, 源馬　均, 小野貴久, ほか. 気管・気管支粘膜に好酸球性小隆起を認めたミノサイクリンによる薬剤誘起性肺炎の1例. 日胸疾会誌 2001; 39: 24-9.
9) Allen JN, Pacht ER, Gadek JE, et al. Acute eosinophilic pneumonia as a reversible cause of noninfectious respiratory failure. N Engl J Med 1989;321:569-74.
10) 内山　啓, 千田金吾. 急性好酸球性肺炎. 永井厚志, 大田　健, 飛田　渉, 編. 呼吸器病 New Approach7　間質性肺炎：びまん性肺疾患. 東京：メジカルビュー社, 2002, p209-14.
11) Sparsa A, Bedane D, Benazahary H, et al. Ann Dermatol Venereol 2001; 128: 1014-8.

# CHAPTER 6

# 使用頻度の高い薬剤による間質性肺炎

## SECTION 1 抗菌薬

### 1. はじめに

　薬剤誘起性肺疾患は直接の細胞傷害によるものと免疫反応に伴う2次的なものに大別される。病理組織学的には間質性肺炎/肺線維症，びまん性肺胞障害，器質化肺炎，好酸球性肺炎，肺水腫，肺静脈閉塞性病変など多彩な病変を呈しうる。さまざまな薬剤が類似した肺傷害を起こしうる一方，同一薬剤が異なったパターンの肺傷害を惹起しうる。

　抗菌薬は日常診療で頻用されるため常にその有害反応に注意をはらわなければならない。呼吸器疾患領域のみならず，さまざまな感染症に抗菌薬が投与されるため，薬剤誘起性肺傷害に関する情報の熟知は重要である。本稿で，使用頻度の高い抗菌薬における肺傷害について内外の報告をまとめ，抗菌薬に対して起こりうる免疫応答に関する最近の知見を解説する。

### 2. 薬剤誘起性肺疾患の分類，抗菌薬による免疫反応の分子病態

　薬剤誘起性肺傷害の検索はウェブ上で公開されているPNEUMOTOX (http://www.pneumotox.com/) が便利である。随時更新されており，新たな報告も受け付けている。同サイトでは呼吸器領域の薬剤性変化が間質性肺炎，肺水腫，肺出血，気道病変，胸膜病変，血管病変，縦隔病変，上気道病変，神経筋病変，その他に分類されており理解しやすい。

　抗菌薬のなかでもβラクタム薬は最も使用頻度の高い抗菌薬であり，副作用の発現頻度も最も高い。βラクタム薬に起因する有害反応は，薬剤による直接傷害ではなく，通常免疫反応の結果2次的に生じるものである。分子内に4環構造のβラクタム環を有するβラクタム薬には，ペニシリン，セファロスポリン，ペネム，モノバクタムなどが含まれ，モノバクタム以外は4環構造に隣接

して6環あるいは5環構造を有する。前3者はモノバクタムとの免疫学的交差反応に乏しいことから，βラクタム薬の主たる抗原決定基がこの重環構造にあると考えられている[1]。アナフィラキシーは抗原特異的IgEが肥満細胞に作用し，ただちにケミカルメディエーターが放出されることによって始まるが，皮疹などを含めたその他の炎症性反応には抗原感作を受けたT細胞が関与しているという知見が集積されつつある。

βラクタム薬による有害反応にT細胞が関与する可能性を示唆する所見として，投薬後有害反応発現まで数時間から数日を要することがある，特異的IgEの有無に関わらず特定のβラクタム薬に対する末梢血単核球増殖反応が起こりうる，またβラクタム薬特異的T細胞クローンの樹立が可能であることなどが観察されてきた[2]。非ペプチドであるβラクタム薬によって薬剤アレルギー患者の末梢血から樹立されるT細胞クローンは，通常MHC拘束性のCD4陽性T細胞で$\alpha\beta$型T細胞受容体を有する場合が多い。ペニシリンなどのβラクタム薬は，そのβラクタム環が生理的条件下で開環すると，ペニシロイル（penicilloyl determinant）と呼ばれる構造を介してアミノ酸のうちのリシン残基に共有結合することが可能となるため，可溶性蛋白や膜結合型蛋白に結合し，これを修飾することができる（ハプテン修飾）。その結果，βラクタム薬に修飾されたペプチドが抗原提示細胞によるプロセシングを受けT細胞に抗原提示されることになる。一方，βラクタム薬はプロセシングを受けずに，抗原提示細胞表面のMHCに提示されているペプチドに共有結合によって直接結合し，これを修飾することが可能であり，この作用によって，自己由来のペプチドが新たな免疫原性を獲得するということが起こりうる[3〜5]。

βラクタム薬に対して皮疹を生じた症例に対してペニシリンG（PCG），アモキシシリン，アンピシリンを用いて末梢血リンパ球刺激試験（LST）を施行したところ，その陽性率は約40％であり，皮疹の程度や即時型か遅発性かといった有害反応のタイプによる陽性率の差はみられなかった[2]。また，陽性を示した症例のうちの過半数が3剤のうち2剤に対してLST陽性であり，LSTが陽性か否かはβラクタム薬特異的IgEの有無とは無関係であった。PCG特異的T細胞ラインは有意にLST陽性者に高頻度に樹立可能で，17名の健常コントロールからは樹立できなかった。さらに，PCG特異的T細胞ラインの大半がIL-4，IL-5，IL-13の産生能を示すTh2タイプへ分化しており，IFN-$\gamma$を単独で産生することは極めてまれであった。また，PCGあるいはストレプトキナーゼ特異的T細胞ラインから，それぞれに特異的なT細胞クローンを樹立するとPCG特異的クローンはいずれもTh0/Th2プロフィールを示し，ストレプトキナーゼ特異的T細胞クローンは大半がIFN-$\gamma$を単独で産生するTh1プロフィールを示した。

βラクタム薬に対してT細胞が*in vitro*でTh2に分化する機序の説明には，今後さらに詳細な検討が必要と考えられるが，後述するように，ほとんどのβラクタム薬において呼吸器領域の副作用として好酸球増多を伴う肺炎が記載されており，Th2サイトカインであるIL5の産生などが好酸球遊走機序の一端を説明しうる可能性が示唆される。

異なるβラクタム薬に対する同様の薬剤アレルギーはT細胞の交差反応で説明される[6]。ペニシリンアレルギー症例の末梢血から樹立されたPCG，アモキシシリン，アンピシリンに対するT細胞ライン，T細胞クローンを用いた研究で，T細胞の反応は，単一のペニシリンにのみ増殖反応を

示し，ほかのペニシリンやセファロスポリンには反応しないタイプとセファロスポリンには無反応だが，ほかのペニシリンには交差反応するタイプが認められることが示された．交差反応しない場合は，ペニシロイル構造に加えて各薬剤固有の側鎖がセットでT細胞に認識されていると考えられ，一方，後者はペニシロイル構造が主たる抗原決定基となる場合と考えられる．前者におけるT細胞は，限られたT細胞受容体β鎖を使用しており，後者ではT細胞受容体β鎖の使用頻度は多様であることが明らかにされている．

βラクタム薬以外の抗菌薬に対する副作用発現機序に関する検討はほとんどみられない．また，肺に選択的に薬剤誘起性傷害を起こす機序も不明であり，ともに将来的な検討課題である．

## 3. X線画像所見とKL-6

薬剤誘起性肺傷害の病理像は，肺水腫，びまん性肺胞障害，器質化肺炎，慢性間質性肺炎（ほとんどがNSIPパターン），好酸球性肺炎，過敏性肺炎，などがみられ，いわゆるびまん性肺疾患に認められるさまざまな組織像を呈しうることから，その画像所見も多彩であることが容易に理解される．60例の薬剤誘起性肺炎の胸部CT像を検討した報告のうち，ミノサイクリンによるものが9例，セファクロル，セフタジジム，イミペネム/シラスタチンによるものが各1例報告されている[7]．この報告によれば，抗腫瘍薬と比較して抗菌薬に起因する肺傷害のCT像で特徴的な所見は小葉中心性陰影（centrilobular opacities）であった．スリガラス様陰影，小葉間隔壁の肥厚，小葉内間質の肥厚（小葉内網状影）も上記12例のほとんどで認められており，高頻度に認められる所見と考えられる．

間質性肺疾患のマーカーとして利用される血清KL-6値と薬剤誘起性肺炎の関係を検討した報告によるとHRCTのパターンとKL-6値はよく相関し，びまん性肺傷害，慢性間質性肺炎パターン（ほとんどがNSIPパターン）では約90％の症例でKL-6が上昇し，器質化肺炎・好酸球性肺炎パターン，過敏性肺炎パターンの画像所見を呈する症例ではKL-6値の上昇は認められなかった[8]．この報告には，ミノサイクリン，クラリスロマイシン，セフェピム，セフォゾプランによる肺傷害症例が含まれている．

## 4. 各薬剤における肺傷害

### (1) ペニシリン系

ペニシリン系抗菌薬に起因する肺傷害としてPIE症候群，気管支れん縮，アナフィラキシー，肺門縦隔リンパ節腫大などが報告されている．**表1**に添付文書に記載されている呼吸器系副作用と文献による報告とを併せて示した．添付文書には間質性肺炎（interstitial pneumonia，以下IP），好酸球増多を伴う肺炎（pulmonary infiltration with eosinophilia，以下PIE）の記載，好酸球性肺炎（eosinophilic pneumonia，以下EP），喘息発症などの報告がみられるが，正確な頻度は不明である．

### (2) セファロスポリン系

ほとんどのセフェムにIP，PIEの記載がみられるが頻度は不明のものが多い。文献的報告も比較的少ない（表2）。上述したβラクタム薬の抗原提示の機序の検討についてはceftriaxone特異的T細胞クローンが用いられており，有害反応においてセフェム系薬剤が免疫原となりうることが理解される。

### (3) テトラサイクリン系

表3に示すように，テトラサイクリン，ミノサイクリンに共通してEP，器質化肺炎（organizing pneumonia，以下OP），ループスが報告されている。文献的にはミノサイクリンによる肺病変の報告は多く，本邦でも数例をまとめた報告を散見する[9)10)]。多くが好酸球増多性肺病変であり，急性呼吸不全を伴う症例もみられる。投与から発症までの期間は2週間以内が大半であるが，投与開始後5カ月で発症した例が報告されている。胸部単純X線写真上はびまん性スリガラス様陰影や多発浸潤影が多く，HRCTではさらに，小葉間隔壁の肥厚を認め，胸水，リンパ節腫大もしばしば認められる。末梢血の好酸球増多が顕著でなくとも，多くの例で気管支肺胞洗浄で好酸球分画の増加を認める。また，血清IgE高値例が多い。DLSTの陽性率は10％程度である。通常，薬剤の中止あるいは短期間のグルココルチコイド投与で改善する。

### (4) ニューマクロライド系

添付文書上IP，PIEの記載がみられるのはほかと同様（表4）だが，ロキシスロマイシン，アジスロマイシンにアレルギー性肉芽腫性血管炎の報告が認められることが特徴的である。アジスロマイシンによる症例は，アトピー患者に内服後5日で発症し，消長する浸潤影を示した症例であるが，好酸球増多性筋痛症候群であった可能性も指摘されている。

表1　ペニシリン系抗菌薬と添付文書による肺傷害の記載

| | 薬剤 | 肺傷害 | 頻度 | 文献による報告 |
|---|---|---|---|---|
| ペニシリン製剤 | benzylpenicillin benzathine | IP[1] | 不明 | |
| 広域ペニシリン | ampicillin | なし | | EP[2], subacute IP |
| | amoxicillin | なし | | asthma |
| | phenethicillin | なし | | |
| | bacampicillin | なし | | |
| | sultamicillin | IP, PIE[3] | IPは0.1％未満 | 肺門縦隔リンパ節腫大 |
| | aspoxicillin | PIE | 不明 | |
| | piperacillin | PIE | 不明 | |
| 複合ペニシリン系 | amoxicillin/clavulanic acid | なし | | |
| | ampicillin/sulbactam | PIE, EP | IPは0.1％未満 | EP |

[1]IP: interstitial pneumonia, [2]EP: Eosinophilic pneumonia, [3]PIE: pulmonary infiltration with eosinophilia

表2 セファロスポリン系抗菌薬と添付文書による肺傷害の記載

| 薬剤 | | 肺傷害 | 頻度 | 文献による報告 |
|---|---|---|---|---|
| 第1世代セフェム | cefazolin | IP, PIE | 0.1%未満 | |
| 第2世代セフェム | cefotiam | IP, PIE | 0.1%未満 | PIE |
| | cefmetazole | IP, PIE | 不明 | |
| | cefotetan | IP, PIE | 不明 | |
| | cefminox | IP, PIE | 0.1%未満 | |
| | cefbuperazone | IP, PIE | 不明 | |
| 第3世代セフェム | cefupiramide | IP, PIE | 0.1%未満 | |
| | cefsulodin | IP, PIE | 0.1%未満 | |
| | cefotaxime | IP, PIE | 不明 | |
| | cefoperazone | IP, PIE | 不明 | |
| | cefumenoxime | IP, PIE | 0.1%未満 | |
| | ceftizoxime | IP, PIE | 0.1%未満 | |
| | ceftriaxone | IP, PIE | 不明 | |
| | ceftazidime | IP, PIE | 不明 | |
| 第4世代セフェム | cefpirome | IP | 0.1%未満 | |
| | cefozopran | IP, PIE | 0.1%未満 | |
| | cefepime | IP, PIE | 不明 | |
| | cefoselis | IP, PIE | 不明 | |
| 複合セフェム系 | cefoperazone/sulbactum | IP, PIE | 不明 | |
| 経口セフェム | cefradin | | | OP* |
| | cefarexin | IP, PIE | 0.1%未満 | |
| | cefaclor | IP, PIE | 不明 | |
| | cefuroxime | なし | | |
| | cefdinir | IP, PIE | 0.1%未満 | |
| | cefetamet | なし | | |
| | cefditoren | IP, PIE | 0.1%未満 | |
| | cefixime | IP, PIE | 0.1%未満 | |
| | cefteram | なし | | |
| | cefpodoxime | IP, PIE | 不明 | |
| | cefcapene | IP | 不明 | |
| オキサセフェム系 | latamoxef | IP, PIE | 0.1%未満 | 肺胞出血 |
| | flomoxef | IP, PIE | 0.1%未満 | |

*OP: organizing pneumonia

表3 テトラサイクリン系抗菌薬と添付文書による肺傷害の記載

| 薬剤 | 肺傷害 | 頻度 | 文献による報告 |
|---|---|---|---|
| tetracycline | なし | | EP, OP, ループス |
| demethylchlortetracycline | なし | | |
| doxycycline | なし | | |
| minocycline | IP, PIE | 不明 | EP, OP, 肺水腫, ループス, 肺門縦隔リンパ節腫大 |

### (5) ニューキノロン系

　レボフロキサシン，トスフロキサシンにそれぞれEP発症が報告されている（表5）。レボフロキサシンによる発症例では喘息の併発があり，気管支肺胞洗浄液のIL-5の上昇が示されている。トスフロキサシンによるEP症例は誘発試験陽性例である。発症時に抗DNA抗体，抗SSA，抗SSB抗体などの多彩な自己抗体が陽性であったが，副腎皮質ステロイド投与後，有害反応の消退とともに陰性化した経緯が報告されている。βラクタム薬で示されているように，抗原提示されている自己ペプチドにトスフロキサシンが結合し，これが新たな免疫原となって自己抗体が産生された可能性が示唆され，興味深い。

### (6) 本邦報告例

　表6に，入手可能であった比較的最近の本邦の文献報告例をまとめた。本項で対象とした抗菌薬による薬剤誘起性肺炎は，呼吸不全を来しても，原因薬の中止，副腎皮質ステロイドの投与で改善が得られている。近藤の本邦報告例の集計結果[11]によると，薬剤誘起性肺炎のうち抗菌薬に起因する症例が占める頻度は年々増加している。投与後発症までの期間の平均は10.7日で末梢血で好酸球増多を示す頻度が高い。気管支肺胞洗浄では好中球，リンパ球，好酸球の増多を示す頻度がそれぞれ28.6％，33.3％，80.0％で，末梢血単核球を用いた原因薬剤に対するリンパ球増殖試験の陽性率は58％であった。解析された57例中，薬剤誘起性肺炎による死亡例は0であった。

表4　ニューマクロライド系抗菌薬と添付文書による肺傷害の記載

| 薬　剤 | 肺傷害 | 頻　度 | 文献による報告 |
|---|---|---|---|
| roxithromycin | IP | 不明 | PIE, Churg–Strauss syndrome |
| clarithromycin | IP, PIE | 不明 | PIE |
| azithromycin | IP, PIE | 不明 | Churg–Strauss syndrome |

表5　ニューキノロン系抗菌薬と添付文書による肺傷害の記載

| 薬　剤 | 肺傷害 | 頻　度 | 文献による報告 |
|---|---|---|---|
| norfloxacin | IP | 不明 | |
| enoxacin | IP | 0.1％未満 | |
| ofloxacin | IP, PIE | 不明 | |
| levofloxacin | IP, PIE | 不明 | PIE, asthma |
| ciprofloxacin | IP | 0.1％未満 | |
| lomefloxacin | なし | | |
| tosufloxacin | IP, PIE | 不明 | PIE |
| pazufloxzcin | IP | 不明 | |

表6 本邦における文献的報告例のまとめ

| 薬剤 | 報告者 | 報告年 | 臨床的特徴 | 内服開始から発症まで | 末梢血DLST | 治療 | 予後 | その他 |
|---|---|---|---|---|---|---|---|---|
| cefuzonam | 池永，ほか | 1993 | 71歳男性，びまん性スリガラス様陰影，BALでリンパ球増多 | 3週間 | 陽性 | 薬剤中止，ステロイド | 軽快 | 皮疹，表在リンパ節腫大を伴う |
| cefozopran piperacillin imipenem | 床島，ほか | 1999 | 78歳女性，多発斑状影，スリガラス様陰影 | 2週間 | 3剤すべてに陽性 | 薬剤中止 | 軽快 | 皮疹を伴う |
| minocycline | 松村，ほか | 2001 | 35歳男性，多発斑状影，粒状影，BALで好酸球増多 | 13日 | 陰性 | 薬剤中止 | 軽快 | |
| minocycline | 安井，ほか | 2001 | 30～72歳，好酸球増多性肺病変が主体，多発浸潤影，網状影 | 5～16日 | 全例陰性 | 薬剤中止，ステロイド | 軽快 | 負荷試験陽性7例の報告 |
| minocycline | 豊島，ほか | 2001 | 26～84歳，スリガラス様陰影，Kerley's Bライン，胸水，BAL施行全例で好酸球増多 | 4～13日 | 全例陰性 | 薬剤中止 | 軽快 | 8例の報告 |
| minocycline | 近藤，ほか | 2001 | 39歳女性，OPパターン，BALリンパ球76% | 5ヵ月 | 陰性 | 薬剤中止 | 軽快 | 気管・気管支に隆起性病変，白血球遊走阻止試験陽性 |
| minocycline | 中野，ほか | 2001 | 45歳男性，スリガラス様陰影，Kerley's Bライン，多発結節影 | 9日 | 陰性 | 薬剤中止，ステロイド | 軽快 | 喘息併発あり |
| levofloxacin | 藤森，ほか | 2000 | 76歳女性，好酸球増多，多発浸潤影 | 2週間 | 陰性 | 薬剤中止 | 軽快 | |
| tosufloxacin | 木村，ほか | 1998 | 74歳男性，好酸球性肺炎 | 1週間 | 陰性 | 薬剤中止，ステロイド | 軽快 | 皮疹あり，自己抗体陽性，負荷試験陽性 |

## 5. 症例提示

### (1) 症例 1

■**症　例**：52歳，男性。

■**現病歴**：悪寒を伴う発熱に対して近医で処方されたクラリスロマイシン600mgを5日間内服した後，乾性咳嗽と労作性呼吸困難が出現し，当科を紹介受診した。白血球増多（好酸球は680/μl）と軽度の肝障害を認めた。

■**胸部単純X線写真**：上中肺野主体の網状影を認めた（図1）。

■**胸部CT**：胸膜直下がスペアされる傾向のあるびまん性スリガラス様陰影と小葉内網状影，小葉間隔壁の肥厚を認めた（図2）。

■**気管支肺胞洗浄**：総細胞数，リンパ球分画（29％），好酸球分画（40％）が増加。

■**経気管支肺生検**：リンパ球，好酸球浸潤が主体の胞隔炎と気腔内の器質化を認めた（図3）。

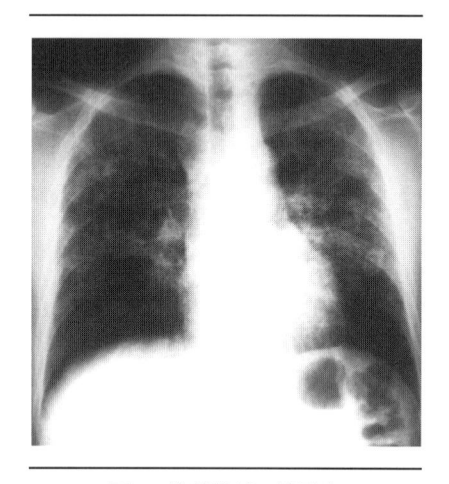

図1　胸部単純X線写真

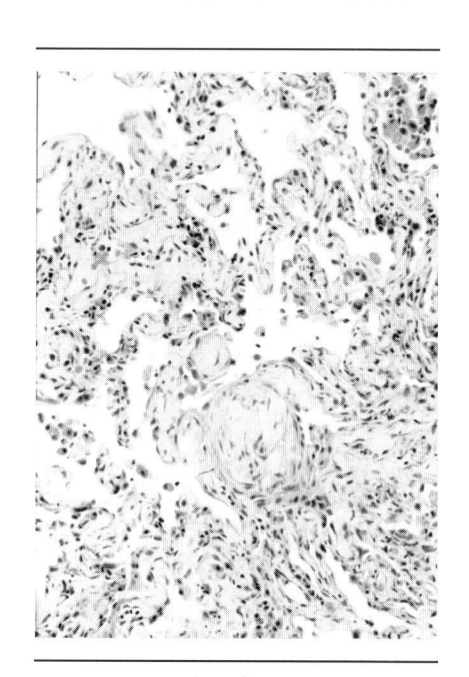

図3　経気管支肺生検組織

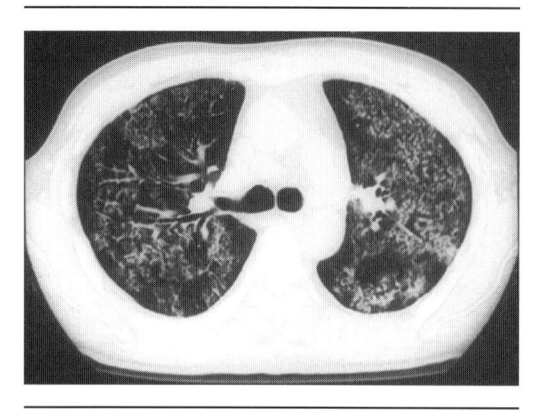

図2　胸部CT

■臨床経過：末梢血単核球を用いたクラリスロマイシンに対するリンパ球増殖試験が231％と陽性で，これによる薬剤誘起性肺炎と考えられた．薬剤の中止のみで，無治療で改善した．本症例では肺病変改善後にクラリスロマイシン内服チャレンジが行われた．臨床所見に変化はみられなかったが，気管支肺胞洗浄においてリンパ球分画が19から44％へと増加した．

## (2) 症例2

■症　例：61歳，女性．
■現病歴：喀血を契機に，肺結核と診断されイソニアジド，リファンピシン，エサンブトールの内服開始後4カ月で労作性呼吸困難が出現した．
■胸部単純X線写真：両側肺尖部の結核による陰影に加えてびまん性網状影を認める（図4）．
■胸部HRCT：びまん性スリガラス様陰影と小葉内網状影，小葉間隔壁の肥厚を認め，胸膜直下は比較的にスペアされる傾向にあった（図5）．
■気管支肺胞洗浄：総細胞数とリンパ球分画（36％）が増加し，$CD4^+/8^+$比は0.33と低下していた．
■経気管支肺生検：リンパ球浸潤が主体の胞隔炎と気腔内の器質化，泡沫細胞の集積を認めた．
■臨床経過：末梢血単核球を用いたイソニアジドに対するリンパ球増殖試験が256％と有意に上昇し，イソニアジドによる薬剤誘起性肺炎と診断した．イソニアジドの中止のみで改善した．

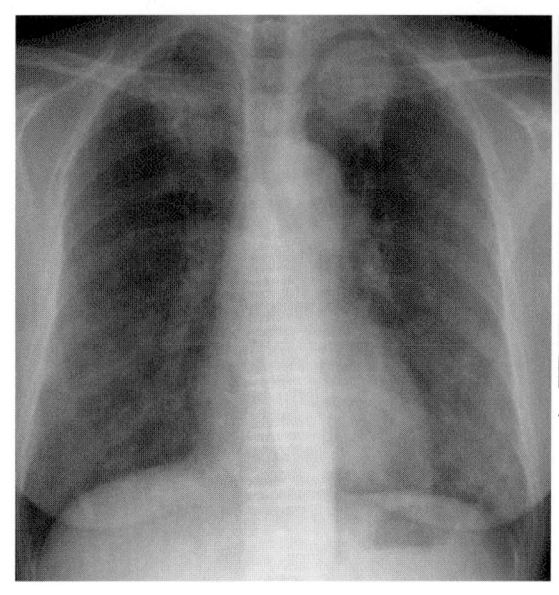

図5　胸部CT

図4　胸部単純X線写真

## (3) 症例3

■**症　例**：58歳，男性。

■**現病歴**：前立腺炎に対して3週間パニペネム，レボフロキサシンの投与を受けていた。その後，ミノサイクリンに変更され2週間投与を続けたところで乾性咳嗽，発熱が出現，胸部異常影を指摘され当科を紹介受診した。末梢血好酸球910/μlであった。

■**胸部単純X線写真**：外套領域に優位な多発斑状影，スリガラス様陰影を認めた（図6）。

■**胸部CT**：非区域性のコンソリデーション，スリガラス様陰影を認めた（図7）。

■**気管支肺胞洗浄**：総細胞数，リンパ球（63％），好酸球（12％）の増加を認める。

■**経気管支肺生検**：単核球浸潤主体の胞隔炎を認めた。

■**臨床経過**：ミノサイクリンによる薬剤誘起性肺炎が考えられたため，これを中止し無治療で観察したところ，3日後には解熱し明らかに改善傾向となった。

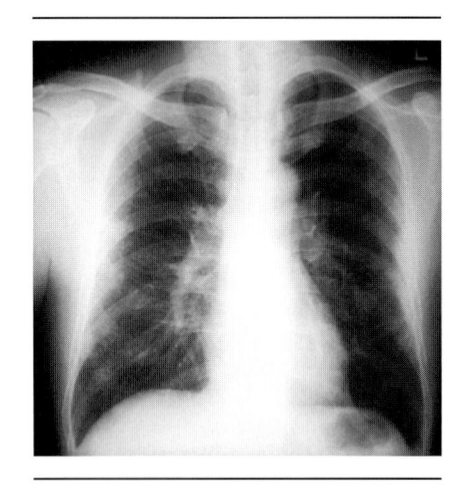

図6　胸部単純X線写真

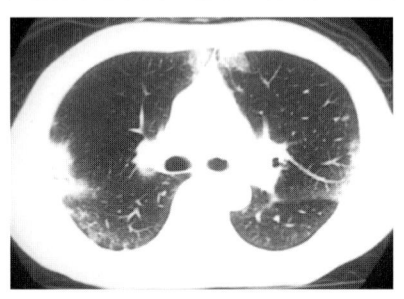

図7　胸部CT

## 6. おわりに

ペニシリンGをはじめとするβラクタム薬については抗原決定基やその認識機構に関する知見が集積されつつあるが，その他の抗菌薬については基礎検討がほとんどなされていない。また，βラクタム薬に限らず，抗菌薬が肺局所に有害反応を来す機序についても明らかではなく，抗菌薬が原因となった肺傷害の報告も充分なされているとはいいがたい。日常臨床で遭遇する抗菌薬による肺傷害例の蓄積と検討，その報告，また，βラクタム以外の抗菌薬の抗原性の検討や抗菌薬が肺傷害を来す機序の検討，さらに個体側の背景因子の検討などが今後の課題になると思われる。それらを明らかにしていくことが，有害反応出現の予測を可能にすることにも繋がっていくと期待される。

### 【文 献】

1) Coleman JW, Blanca M. Mechanisms of drug allergy. Trends in Immunol 1998; 19: 196-8.
2) Brugnolo F, Annunziato F, Sampognaro S, et al. Highly Th2-skewed cytokine profile of β-lactam-specific T cells from nonatopic subjects with adverse drug reactions. J Immunol 1999; 163: 1053-9.
3) Pichler WJ, Yawalkar N. Allergic reactions to drugs: Involvement of T cells. Thorax 2000; 55: S61-5.
4) Brander C, Mauri-Hellweg D, Bettens F, et al. Heterogenous T cell responses to β-lactam-modified self-structures are observed in penicillin-allergic individuals. J Immunol 1995; 155: 2670-8.
5) Zanni MP, Greyerz S, Schnyder B, et al. HLA-restricted, processing- and metabolism-independent pathway of drug recognition by human αβ T lymphocytes. J Clin Invest 1998; 102: 1591-8.
6) Mauri-Hellweg D, Zanni M, Frei E, et al. Cross-reactivity of T cell lines and clones to β-lactam antibiotics. J Immunol 1996; 157: 1071-9.
7) Akira M, Ishikawa H, Yamamoto S. Drug-induced pneumonitis: Thin-section CT findings in 60 patients. Radiology 2002; 224: 852-60.
8) Ohnishi H, Yokoyama Y, Yasuhara Y, et al. Circulating KL-6 levels in patients with drug induced pneumonitis. Thorax 2003; 58: 872-5.
9) 安井正英，西澤依小，藤村正樹，ほか．薬剤負荷試験陽性のミノサイクリン肺炎確定診断例．第64回間質性肺疾患研究会討議録 2001:46-53.
10) 豊島幹生，千田金吾，早川敬史，ほか．ミノサイクリンによる薬剤性肺炎の臨床的検討．第64回間質性肺疾患研究会討議録 2001: 54-7.
11) 近藤有好．薬剤による肺障害．結核 1999; 74: 33-41.

# SECTION 2
# 降圧薬と抗不整脈薬

## 1. 循環器系薬剤による呼吸器障害の特徴

　循環器疾患には高血圧症をはじめとし，有病率の高い慢性疾患が多い。長期にわたる薬剤治療が行われる症例は外来診療でも数多くみられる。例えば，アンジオテンシン変換酵素（angiotensin converting enzyme，以下 ACE）阻害薬による乾性咳嗽は，日常の診療現場でもしばしば遭遇する薬剤誘起性呼吸器障害であり，見過ごしてしまえば，長期にわたり患者のQOLを低下させうる。このような副作用は誰もが経験するはずである。

　循環器疾患により肺うっ血を来すこともしばしばみられるが，この場合肺疾患との鑑別は容易ではない。逆に，呼吸器疾患の合併により，心疾患の増悪を来すこともある。このような状況下で，薬剤誘起性呼吸器障害の可能性が疑われるような場合は，病態の把握は非常に困難となる。重症不整脈も生命に関わるような病態を起こしうるが，この治療薬剤は電気生理学的検査に基づいて選択される場合もあるため，薬剤性有害事象が疑われても，すみやかな中止や変更が難しい場合もある。また，重症の循環器疾患を有する症例に，呼吸器障害が出現した場合は，侵襲性の高い検査である肺の組織学的検査や気管支肺胞洗浄（BAL）などは不可能なことが多い。これらは，循環器系薬剤による呼吸器障害の診断と治療の難しさを示すものである。

　他の薬剤にもいえることであるが，まずは薬剤の有害事象を熟知したうえで，早期に発症を疑い対応することが望まれる。

## 2. 循環器系薬剤による呼吸器障害と病態

　循環器系薬剤でこれまで呼吸器障害の報告があったものを表1に示す。これらの薬剤は，薬剤性呼吸器障害に関する情報をup to dateに提供するインターネットサイトであるPNEUMOTOX（http://www.pneumotox.com/）と薬剤添付文書情報など[1]をもとに作成した。

　循環器系薬剤による呼吸器障害の病変部位と病態も他の薬剤と同様に多様で，表2に示すように，肺病変，気道病変，血管病変，胸膜病変，薬剤性ループスなどが知られている[1,2]。発症機序は薬剤そのものの薬理作用に伴うものが比較的多いが，何らかの免疫機序の関与が推測されるもの，薬剤による直接の毒性が疑われるものもある。循環器系薬剤による呼吸器障害は，薬剤使用と発症までの時間が短く，因果関係も明らかで対処しやすいものから，診断も治療も難しいものまでさまざまである。

**表1 循環器系薬剤の呼吸器障害**

| 薬剤 | 間質性肺炎 | 肺線維症 | PIE | 器質化肺炎 | 肺浮腫 | ARDS | 肺胞出血 | SLE | 胸水 | 咳嗽 | 上気道浮腫 | 気管支喘息・気道攣縮 | 血管炎 | 肺高血圧 | その他 |
|---|---|---|---|---|---|---|---|---|---|---|---|---|---|---|---|
| **ACE阻害薬** | | | | | | | | | | | | | | | |
| カプトプリル | ○ | | ○ | | ○ | | | ○ | | | | ○ | ○ | ○ | ○ |
| エナラプリル | | | | | ○ | | ○ | | | | | | | | ○ |
| リシノプリル | ○ | | | ○ | ○ | | | | | | | | | | |
| **ARB** | | | | | | | | | | | | | | | |
| ロサルタン | ○ | | | | | | | | | | | | | | |
| バルサルタン | | | | | | | | | | | | | | | |
| **β受容体遮断薬** | | | | | | | | | | | | | | | |
| オキシプレノロール | | | | | | | | ○ | ○ | | | | | | |
| アテノロール | ○ | ○ | ○ | | | | ○ | ○ | ○ | | | ○ | | | |
| アセブトロール | ○ | ○ | | | | | | ○ | ○ | | | | | | |
| ナドロール | ○ | | | | | | | | | | | | | | |
| メトプロロール | ○ | ○ | ○ | ○ | | | | ○ | | | | | | | |
| プロプラノロール | | ○ | ○ | | | | | | ○ | | | ○ ○ | | | |
| ピンドロール | ○ ○ | | | | ○ ○ | | | | | | | ○ ○ | | | ○ |
| **αβ受容体遮断薬** | | | | | | | | | | | | | | | |
| ラベタロール | ○ ○ ○ ○ | ○ | ○ ○ | ○ | | | | ○ | | | | ○ ○ ○ ○ ○ ○ | | | |
| カルベジロール | | ○ | | | | | | | | | | | | | |
| **α受容体作動薬** | | | | | | | | | | | | | | | |
| クロニジン | | | | | | | | | | ○ ○ | ○ ○ | | | | |
| **抗不整脈薬** | | | | | | | | | | | | | | | |
| アミオダロン | ○ | ○ | | ○ | | ○ | | | | ○ ○ ○ | ○ ○ ○ | ○ ○ | ○ ○ | ○ | ○ |
| プロカインアミド | ○ ○ ○ ○ | ○ | | | | | | ○ ○ ○ | ○ ○ ○ | | | | | | |
| キニジン | | | | | | | | | | | | | | | |
| メキシレチン | ○ ○ | ○ | | ○ | | | ○ ○ | ○ | | | | ○ | | | ○ |
| ソタロール | | | | | | | | | | | | ○ | | | |
| フレカイニド | | | | | | | | | | | | ○ | | | |
| トカイニド | | | ○ ○ | | | | | | ○ ○ | | | | | | |
| リドカイン | | | | | | | | | | | | | | | |
| アデノシン | | | | | | | | | | | | ○ | | | |
| **その他** | | | | | | | | | | | | | | | |
| ジルチアゼム | ○ | | | | | | | ○ | | | | | ○ | | |
| ワーファリン | | | | | ○ | | ○ | | | | | | | | |
| アムリノン | | | | | ○ | | ○ | | | | | | ○ ○ | | ○ |
| アメナニド | | | ○ | | | | | | | | | | | | |
| ジピリダモール | | | | | | | | | | | | | | | |
| ニトログリセリン | ○ ○ | | ○ | ○ | | | | ○ | | | | | | ○ | |
| ヒドララジン | ○ ○ | | | | | | | ○ ○ ○ | ○ ○ ○ | | | | | | |
| ハイドロクロロサイアザイド | ○ | | ○ | ○ | ○ | ○ | | ○ | | | | ○ | | | ○ |

表2 病変部位と病態

| 病変部位 | 病態 |
|---|---|
| 肺病変 | 非心原性肺水腫（non cardiogenic pulmonary edema）<br>急性肺障害/成人呼吸窮迫症候群（acute lung injury/ARDS）<br>間質性肺炎（interstitial pneumonia）<br>肺線維症（pulmonary fibrosis）<br>器質化肺炎（organizing pneumonia）<br>PIE症候群（pulmonary infiltration with eosinophilia）<br>肺胞出血（pulmonary hemorrhage） |
| 気道病変 | 咳嗽（cough）<br>上気道浮腫/喉頭浮腫（upper respiratory tract edema/laryngeal edema）<br>気管支喘息/気道攣縮（bronchial asthma/bronchial spasm）<br>慢性閉塞性肺疾患（COPD）の急性増悪（気道狭窄による） |
| 血管病変 | 肺高血圧症（pulmonary hypertension）<br>血管炎（vasculitis）<br>肺塞栓（pulmonary embolism） |
| 胸膜・心膜病変 | 胸膜炎（pleuritis）<br>心膜炎（pericarditis）<br>血胸（hemothorax） |
| その他 | 薬剤性SLE（drug induced SLE）<br>アナフィラキシーショック（anaphylaxis） |

## 3. 薬剤各論

### (1) レニン・アンジオテンシン系薬剤

　レニン・アンジオテンシン系（図1）は，循環血液量の調節や血圧の調節を行っている．腎糸球体の傍糸球体装置で，血流の低下や血圧の低下を感知すると，レニン分泌が促され，血中のアンジオテンシノーゲンをアンジオテンシンIに変える．アンジオテンシンIは肺血管内皮にあるACEによりアンジオテンシンIIに変換される．アンジオテンシンIIは血管収縮作用を有し血圧を上昇させる．

　ACE阻害薬はACEを阻害することによってアンジオテンシンIIの生成を抑え，降圧効果をもたらす．一方，ACEはブラジキニンやサブスタンスPの不活化にも関与するため，ブラジキニンやサブスタンスPの増加をもたらす．これらは，咳に関係する気道の神経Cファイバーなどを刺激するため，副作用としての咳嗽がみられる．アンジオテンシンII受容体遮断薬（angiotensin II receptor blockers，以下ARB）は，アンジオテンシンIIの受容体（AT1とAT2がある）のうち血圧上昇に関与するAT1受容体を遮断することで降圧を図る．このため，ARBはACE阻害薬と異なり，咳や血管神経性浮腫などの副作用が少ない．

1) ACE阻害薬

　ACE阻害薬は，高血圧症と心不全の治療に広く用いられている．妊婦，高カリウム血症，両側腎動脈狭窄症などの合併がない限りは比較的安全に使用できる薬剤である．しかし，先に述べた理

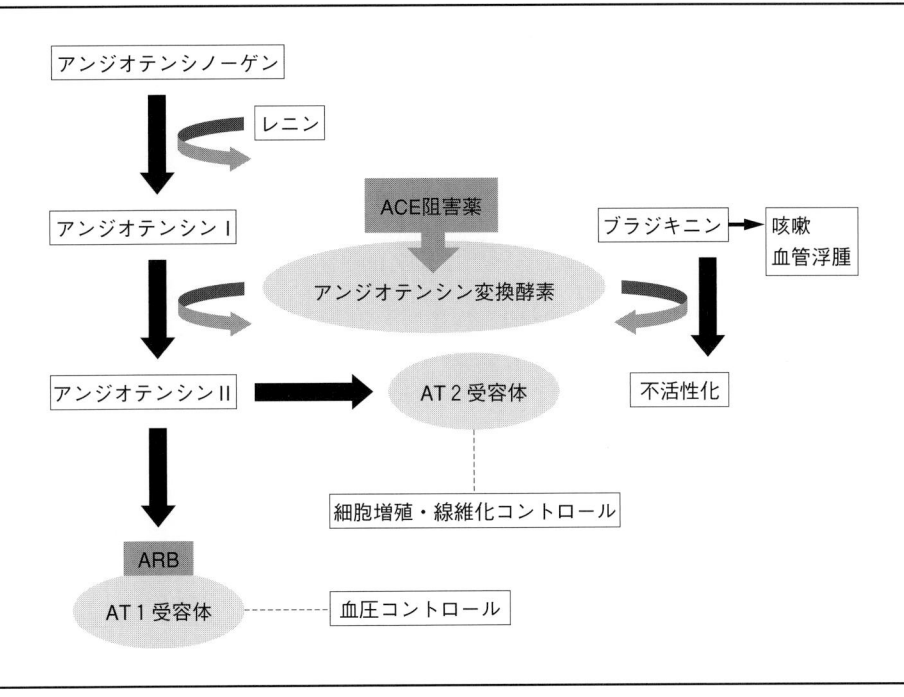

**図1 レニン−アンジオテンシン系**

由から，乾性咳嗽が高頻度にみられることが知られており[3]，その頻度は5〜20％ないしはそれ以上との報告もある。また，女性と非喫煙者に多い。通常本薬剤を使用してから1〜2週間後に発症する例が多いが，1年の長期使用例にも発症する場合がある。通常は，本薬剤を中止後1〜2週間で改善するが，一部では薬剤を継続しつつ自然に軽快する症例もみられる。本剤で乾性咳嗽がみられた患者は，再投与でも同様に咳嗽がみられ，ほかのACE阻害薬に変更しても咳嗽がみられることが多い。その他の有害事象としては，血管神経性浮腫や気道攣縮が0.1〜0.2％にみられる。これらの症例は，薬剤投与直後に発症することが多く，遅くとも1週間以内に上気道粘膜，舌，口唇，皮膚などの浮腫が起こる[3]。メカニズムとしてはブラジキニンの関与や自己抗体，補体系の活性化などが推測されている。エピネフリンとステロイド治療によく反応し，自然軽快例もみられる。しかし，重症例では上気道閉塞による死亡例の報告もみられる。

またごくまれではあるが，カプトプリル（captopril）で間質性肺炎，好酸球肺浸潤（pulmonary infiltration with eosinophilia，以下PIE）症候群，カプトプリルとエナラプリル（enalapril）で薬剤性全身性エリテマトーデス（systemic lupus erythematosus，以下SLE）が報告されており，発症機序には免疫学的なメカニズムが想定されるものもある[4]。

2）ARB

ACE阻害薬と同様に高血圧症，心不全などの疾患に用いられる。前記の薬理学的特徴から咳嗽を来さないと考えられたが，必ずしも皆無ではなく，ロサルタン（losartan）とバルサルタン（valsartan）において咳嗽，気道攣縮，血管神経性浮腫の報告がみられる。しかし，その頻度はACE阻害薬に比べて少ないと考えられる[5]。その他の呼吸器障害としては，バルサルタンに間質

性肺炎や，自己免疫機序を基礎に筋炎症状を来すantisynthetase症候群の報告がある。ARB薬剤による呼吸器障害の報告例は少ないが，比較的歴史の浅い薬剤であり，今後の推移をみる必要があると思われる。

3）Ca拮抗薬

細胞膜に存在するカルシウムチャンネルからカルシウムイオンが細胞内に流入することで筋肉の収縮が起こるが，カルシウム拮抗薬は，血管平滑筋や心筋のカルシウムチャンネルに結合することによって，チャンネルを開かなくし，その結果，血管平滑筋を拡張し心筋を抑制する。

本薬剤は，高血圧の他，虚血性心疾患，不整脈などに使用されるが，糖代謝，脂質代謝，尿酸代謝に影響を与えることが少なく，わが国では頻用されている。頭痛，顔面紅潮，ほてり，動悸，浮腫などの有害事象は知られているが，薬剤誘起性肺障害の報告は極めてまれで，添付文書では，呼吸困難，咳嗽，血管性浮腫の副作用が記載されているのみであり，因果関係も明らかではない。ジルチアゼム（diltiazem）のみ過量投与を受けた症例に肺水腫を来した症例がみられるが，通常の使用では，呼吸器障害の報告はほとんどない。

## （2）交感神経作動薬・遮断薬

交感神経の受容体には，$\alpha$，$\beta$受容体の2種類がある。$\alpha$受容体は主に血管に存在し，刺激により血管を収縮させる。したがって，$\alpha$受容体遮断薬は，末梢血管平滑筋を拡張させることによって血圧を低下させる。一方，$\beta$受容体は$\beta_1$と$\beta_2$受容体の2種類があり，前者は主に心臓を刺激し，心拍数増加，心収縮力の増加，伝導速度促進などを来し血圧を上昇させる。後者は気管支を拡張するため，気管支拡張薬として使用されている。

1）$\beta$受容体遮断薬

$\beta$受容体遮断薬は，高血圧症，虚血性心疾患，頻拍性不整脈などに用いられる薬剤であるが，呼吸器系疾患を合併する症例には使用しにくい薬剤として認識されている。

$\beta_1$受容体非選択性遮断薬は気管支喘息の気道狭窄を誘発する。閉塞性肺疾患において，$\beta_1$受容体非選択制遮断薬は用量依存性に1秒量を低下させることが知られている。したがって，気管支喘息には使用禁忌である。また，慢性閉塞性肺疾患（chronic obstructive pulmorary disease，以下COPD）においても慎重な使用が求められる[6]。

$\beta_1$受容体選択的遮断薬は主に心臓に作用し，気道狭窄を来しにくいとされ，必ずしも気管支喘息に禁忌とはされていないが，喘息症状を悪化させる場合があり，閉塞性呼吸器疾患を有する患者への使用には注意を要する。

その他，少数ではあるが，間質性肺炎（オキシプレノロール；oxyprenolol，アテノロール；atenolol，アセブトロール；acebutolol，ナドロール；nadolol），肺線維症（アテノロール，ピンドロール；pindolol），器質化肺炎（アセブトロール，ソタロール；sotalol），PIE症候群（プロプラノロール；propranolol），急性肺浮腫（プロプラノロール，メトプロロール；metoprolol），胸水（オキシプレノロール，プロプラノロール），薬剤性SLE（アセブトロール，ピンドロール，プロプラノロール），肺高血圧（メトプロロール），leukocytoclastic vasculitis（ソタロール），肉芽腫の

形成（アセブトロール，ピンドロール）の報告がある[1)7)8)]。間質性肺炎の発症機序には，白血球遊走阻止試験が陽性になる例も報告され，薬剤に対する免疫機序が推測されているものもある。

2）αβ遮断薬

心拍数減少による心筋のエネルギー消費の減少，レニン分泌抑制による血管拡張や水ナトリウム貯留の改善，血管拡張による心負荷軽減が期待される薬剤で，高血圧症，虚血性心疾患，慢性心不全に用いられる。間質性肺炎（カルベジロール；carvedilol，ラベタロール；labetalol），PIE症候群（ラベタロール），薬剤性SLE（ラベタロール）の報告があるが，その他，気管支喘息の悪化も起こりうる[6)]。一部のαβ遮断薬は気管支喘息に使用禁忌となっている。

3）α作動薬

クロニジン（clonidine）において，薬剤性SLEの報告がみられる。

## （3）抗不整脈薬

1）アミオダロン（amiodarone）

本薬剤は，クラスⅢ抗不整脈薬で，他剤無効の重症不整脈に使用される。本邦では頻用される薬剤ではないが，これまでに海外で高頻度に肺障害を惹起したことから，循環器系薬剤による呼吸器障害のなかでも，最もよく知られた薬剤の一つであり，臨床的および基礎的な研究も多くなされている。

本薬剤は脂溶性の高い化合物であり，薬剤は体内に入ると細胞膜，特に肺，肝，皮膚に蓄積する。半減期は30〜60日と長いため体内から除去されるには長時間を要する。したがって薬剤投与中止後も週〜月の単位で影響が残ると考えられる[6)]。

本薬剤での呼吸器障害の発症例は高齢の男性に多い。400mg/day以上の使用者では5〜10％の発症率といわれるが，低容量使用ではかなり発症頻度は低くなる[9)]。

発症機序は明らかではないが，薬剤による直接障害，細胞内のリン脂質過剰状態による障害，オキシダントによる障害，細胞免疫性機序による障害などが推測されている[6)]。

本薬剤による発生時期は，薬剤使用後数日での急性発症も報告されているが，多くは薬剤使用後1年以内の発症が多い。しかし，年余にわたる治療後の発症例や薬剤中止後数カ月に発症した症例もみられる。

症状としては，呼吸困難，発熱，咳嗽がみられ，検査所見では，白血球増多と炎症反応の上昇を伴う場合が多い。また，LDHが肺障害発症早期から上昇するという指摘もみられる。また，呼吸機能検査における拡散能の変化が早期からみられ，ガリウムスキャンでの肺野への取り込みもみられる。

呼吸器障害の病態はさまざまで，急性発症のARDS，亜急性ないしは慢性に発症する間質性肺炎，器質化肺炎，肺線維症，PIE症候群，肺胞出血，胸水，薬剤性SLEが知られている[1)8)]。亜急性に発症する間質性肺炎の特徴としては，両側肺に病変を伴う場合が多く，画像的には両側肺のびまん性のスリガラス様陰影（ground-glass opacity）や斑状の濃度上昇（air-space consolidation）を来す場合が多い。しかし，必ずしも両側下肺野優位とは限らず，片側性優位の病変もしばしば報

告されている。軽症の場合は，胸部単純X線写真では異常を認めず，CTでようやくスリガラス様陰影や間質の肥厚像が指摘される場合もある。胸膜に接する多発性単発性の腫瘤影ないしは結節性陰影を呈することもあり，遊走性の特徴を有するものもある[1]。肺線維症は，まれな病態であり，亜急性病変に引き続き残存する場合もある。本薬剤使用後に下肺野優位の線維化として認められるが，特発性肺線維症に比べて発症進行が速く，蜂巣肺を来すことはまれである。

BAL所見は，一定した見解がみられていない。正常を示すもの，リンパ球細胞数の増加やCD8優位を指摘するものから好中球優位のものまでさまざまである。一方，lipidを多く含有したfoamy macrophageが増加することが知られているが，本薬剤の薬理作用を示す所見であり，肺障害を発生しない症例でも同様の所見が報告されているため診断の決め手とはならないと考えられている[1,8]。

外科的肺生検は，検査後のARDSの報告例もあることから，慎重にならざるをえない。組織学的検討がなされた例では，肺胞隔壁の肥厚と炎症細胞浸潤，線維化，間質や気腔内へのfoamy macrophageの浸潤が間質性肺炎の特徴的所見であり，desquamative interstitial pneumoniaとの鑑別を要する。organizing pneumoniaパターンの所見を呈するものもある。予後不良の症例ではdiffuse alveolar damageや広範な線維化像を呈する[1,7,8]。

治療は，薬剤の中止が原則である。軽症の肺障害の場合は薬剤の中止のみで軽快する例も報告されているが，通常，副腎皮質ステロイドホルモンによる治療が必要である。ステロイドの用量は，初期治療に0.75〜1mg/kgと比較的大量を用い，改善がみられた後徐々に減量することが勧められている。治療期間は，減量に伴う再燃がないことを確認しながら1年程度を目安とする。多くの場合は，治療2〜3カ月で改善傾向がみられるが，ステロイド治療中止後に再燃する場合もあり，しばしば致死的となるため減量は慎重に行う必要がある。肺障害を発生すると，そのうち21〜33％が死亡するとの検討がある[1]。

2) プロカインアミド（procainamide）

クラスIa抗不整脈薬であり，心室性および上室性不整脈に使用される。薬剤性SLEの頻度が高いことで知られる。薬剤性SLEの呼吸器障害では，胸膜炎と胸痛が最も特徴的であり，本来のSLEの肺障害としてみられる間質性肺炎，肺胞出血は極めてまれである。その他，カルジオリピン抗体陽性の肺血栓塞栓症，neutrophilic alveolitisの報告がみられる。

本薬剤を2カ月以上使用した場合，50〜90％に抗核抗体の出現をみ，そのうちの10〜20％が薬剤性SLEを発症する。またそのうちの40〜80％の症例が呼吸器合併症を呈するといわれる。本薬剤を使用する場合は抗核抗体のモニターが必須である。本薬剤による高頻度の自己免疫成立機序は不明であるが，薬剤の代謝機能の差が発症要因となるとの報告もある[6]。

一般に，薬剤性SLEと通常のSLEは類似の症状を呈する。徐々に発症し，発熱，体重減少，関節痛のほか，呼吸器症状としては，胸痛，呼吸困難，咳嗽がみられる。一方，腎と中枢神経系の障害はまれである。薬剤性SLEの場合，抗核抗体陽性はみられるが，double-strand DNAは通常陰性である[10]。抗核抗体陽性だけでは薬剤の中止は必要ないが，症状出現時は中止することになる。通常，薬剤中止のみで数週の間に改善がみられる。本来のSLEとは異なり，薬剤を中止した場合，再燃は起こらないとされる[6]。

3) キニジン（quinidine）

　クラスIa抗不整脈薬であり，心室性および上室性不整脈に使用される薬剤である。薬剤誘起性肺障害の頻度は極めて低いと考えられているが，薬剤性SLE[10]を起こすことが知られている。この場合，抗核抗体の陽性化がみられ，呼吸器系の障害としては，胸膜炎が最も頻度が高く，その他，間質性肺炎，肺胞出血，血管炎などの報告がみられる。ステロイド治療に対する反応は良好である[6]。

4) メキシレチン（mexiletine）

　心室性不整脈に用いられるクラスIb群の抗不整脈薬で，間質性肺炎，肺線維症の報告がある。予後は通常良好であるが，死亡例の報告もある[6]。

5) ソタロール（sotalol）

　クラスIIIの抗不整脈薬，選択的$\beta_1$受容体遮断薬で，他の薬剤が無効か使用できない心室性不整脈と一部の上室性不整脈に用いられる。2％までに呼吸器副作用を起こすといわれる。薬理作用に基づく気管支攣縮が主なもので，気管支喘息患者には禁忌である。また，COPDへの使用も注意すべきである[6]。そのほか，遊走する浸潤影を呈した器質化肺炎，leukocytoclastic vasculitisの報告がみられる。

6) トカイニド（tocainide）

　Naチャンネル遮断薬（クラスIb群）で，頻脈性不整脈に使用される。本邦では発売されていないが，約0.3％に間質性肺炎や肺線維症を来すと報告されている。CTでは，間質の肥厚と斑状影がみられ，病理所見としては間質の単核球浸潤と線維化が記載されている。薬剤の中止とステロイド治療により多くの場合は予後良好であるが，死亡例の報告もある[6]。

7) フレカイニド（flecainide）

　Naチャンネル遮断薬（クラスIc群）で，頻脈性不整脈に使用される。1991年に間質性肺炎の合併が報告された。比較的新しい薬剤であり，今後新たな発生に注意を要する。画像的には両側の胸膜下に斑状影を来し，BALではリンパ球と好酸球の増多の症例が報告されている。病理像はnonspecific interstitial pneumoniaを呈し，薬剤の中止とステロイド治療で改善している[11]。

8) アデノシン（adenosine）

　上室性頻拍の症例に静注で使用される。呼吸困難や気管支攣縮を起こす場合がしばしばあるため，気管支喘息患者やCOPD患者への使用は注意を要する。mast cellからのロイコトリエンやヒスタミンなどの放出を促すことが原因と考えられている。しかし，本剤はすぐに代謝される薬剤であり，症状は短時間に改善することが多い。aminophyllineが速効するともいわれる[6]。

### (4) その他の薬剤

1) 抗凝固薬・血栓溶解薬

　ワーファリン（warfarin）による抗凝固療法中にびまん性肺胞出血を来すことがある。ほとんどが，過量投与によるもので，心不全を伴う場合にその危険が増す。その他，血胸や縦隔周囲への出血の報告例もある。その他，まれではあるがヘパリン（heparin）やウロキナーゼ（urokinase），t-PA（tissue plasminogen activator）などによる肺胞出血も報告されている。その他ウロキナー

ゼによる気管支攣縮の報告例もみられる。

2）ホスホジエステラーゼ（phosphodiesterase）Ⅲ阻害薬

急性心不全治療に使用される。アムリノン（amrinone）による間質性肺炎の報告がみられる。

3）ループ利尿薬

ブメタニド（bumetanide）により，胸痛を含む全身の筋肉痛が比較的高頻度でみられると報告されている。

4）冠拡張薬

ジピリダモール（dipyridamole）は，心筋タリウムシンチの際に投与され虚血性心疾患の診断に使用される。0.15％の頻度で気管支攣縮を起こすとの報告もあり，特に気管支喘息症例に多くみられるため検査の際には注意を要する[12]。

ニトログリセリン（nitroglycelin）は，急性肺水腫の報告がみられる。

5）その他の降圧薬

ヒドララジン（hydralazine）は薬剤性SLE[8) 10)]がよく知られているが，ANCA（antineutrophil cytoplasm antibodies）陽性化や血管炎など，自己免疫機序が関与する副作用の報告が散見される。呼吸器病変としては，間質性肺炎，器質化肺炎，肺胞出血，胸膜炎，肺高血圧症などの病態がみられる。

ハイドロクロロサイアザイド（hydrochlorothiazide）は，投与直後から発症する急性の非心原性肺水腫の報告が多いが[8]，その他，間質性肺炎，PIE症候群もみられる。

## 4. おわりに

循環器系薬剤で，これまでの報告に基づいて記載したが，本稿で触れていない薬剤でも，同種の薬剤は同様の副作用の可能性があると考えるべきであるし，新薬も増えている現況では，これまで報告がないものでも薬剤誘起性呼吸器障害の可能性を念頭に置いた診療が重要である。なお，情報の検索には，先に示したPNEUMOTOXのほか，医薬品医療機器情報提供ホームページ（http://www.info.pmda.go.jp/）なども有用であり，最新の情報を確認することが可能である。

【文 献】

1) Camus P. Drug-induced infiltrative lung diseases. In: Schwarz MI, King TEJ, editors. Interstitial lung disease, 4th ed. Hamilton: BC Decker 2003; 485-534.
2) Cooper JAD, White DA, Matthay R, et al. Drug induced pulmonary disease. Part 2: Noncytotoxic drugs. Am Rev Respir Dis 1986; 133: 488-505.
3) Israili ZH, Hall WD. Cough and angioneurotic edema associated with angiotensin converting enzyme inhibitor therapy. A review of the literature and pathophysiology. Ann Intern Med 1992; 117: 234-42.
4) Schatz PL, Mesologites D, Hyun J, et al. Captopril-induced hypersensitivity lung disease. An immune-complex-mediated phenomenon. Chest 1989; 95: 685-7.
5) Benz J, Oshrain C, Henry D, et al. Valsartan, a new angiotensin II receptor antagonist: A double-blind study comparing the incidence of cough with lisinopri and hydrochlorothiazide. J Clin Pharmacol 1997; 37: 101-7.

6) Zitnik RJ. Drug-induced lung disease due to nonchemotherapeutic agents. In: Fishman AP, Elias JA, et al. editors. Fishman's pulmonary diseases and disorders. Vol. 1, 3rd ed. New York: McGraw-Hill, 1997; 1017-24.
7) Myers JL. Pathology of drug-induced lung disease. In: Katzenstein ALA, Askin FB, editors. Surgical pathology of non-neoplastic lung disease, 3rd ed. Philadelphia: WB Saunders 1997; 81-111.
8) Fraser RS, Müller NL, Pare PD, et al. Pulmonary disease caused by toxins, drugs, and irradiation. Diagnosis of diseasesof the chest, Vol. 4, 4th ed. Philadelphia: W.B.Saunders, 1999; 2537-83.
9) Sunderji R, Kanji Z, Gin K. Pulmonary effects of low dose amiodarone: A review of the risks and recommendations for surveillance. Can J Cardiol 2000; 16: 1435-40.
10) Skaer TL. Medication-induced systemic lupus erythematosus. Clin Ther 1992; 14: 496-506.
11) Pesenti S, Lauque D, Daste G, et al. Diffuse infiltrative lung disease association with flecainide. Report of two cases. Respiration 2002; 69: 182-5.
12) Ranhosky A, Kempthorne–Rawson J. The safety of intravenous dipyridamole thallium myocardial perfusion imaging. Circulation 1990; 81: 1205-9.

# SECTION 3
# 高脂血症

　高脂血症が冠動脈疾患をはじめとする動脈硬化性疾患の発症要因となり，その治療が動脈硬化発症予防に有効であることは最近の大規模脂質介入試験の結果証明された[1) 2)]。

　高脂血症治療薬には種々の薬剤が含まれる（**表1**）が，臨床的にはスタチン系薬やフィブラート系薬の使用量が多い。

　**表2**は2002年医薬品世界売り上げランキングであるが，10位までにスタチン系高脂血症薬が3剤入っており，スタチン系薬が世界的にも広く使用されていることが分かる。

　ここではスタチン系薬を中心に述べる。

　スタチン系薬は副作用の頻度が低く，極めて安全性の高い薬として評価されている[3)]。**表3**は，プラバスタチン副作用報告のなかで頻度の高いものをまとめたものである。主な副作用は消化器症状，皮膚症状，ALT（GPT）・CK・AST（GOT）の上昇などであった。重大な副作用として横紋筋融解症，肝炎，末梢神経炎，血小板減少，過敏症候群（ループス様症候群，血管炎を含む）が挙げられているが，いずれも頻度不明としている。

　日本でのスタチン系薬による薬剤誘起性肺炎の報告は，検索した限りにおいて見つからなかったが，海外では少数例の報告がある。そのうち，組織診断が得られた2例を検討してみる。

　1999年にLiebhaberら[4)]が，スタチン系薬投与中に過敏症を呈した10例を報告している。じんま疹や血管性浮腫が多いが，そのなかに過敏性肺炎を発症した1例が含まれている。

■**症例1**：69歳，女性。

■**既往歴**：高血圧・糖尿病。プラバスタチン20～40mgを6年間内服していた。それ以外にもグリブライド・オキサプロジンなど8剤を内服していた。

■**主　訴**：咳嗽の増強。

■**胸部単純X線写真**：異常を認めなかった。

■**臨床経過**：種々治療で反応しないため，プレドニゾロン60mgが開始された。症状は改善したが，40mgまで減量すると再増悪した。この時も胸部単純X線写真上では異常を認めなかったが，胸部HRCTで肺野の濃度上昇を認めた。プレドニゾロン中止後，開胸肺生検が実施された。病理組織は早期の肉芽腫形成を思わせる組織球の集合を伴った軽度の斑状の胞隔炎であり，過敏性肺炎と診断された。プラバスタチンが中止され，2週間後に咳嗽は消失した。7週後の胸部HRCTで陰影は完全消失していた。

　もう1例は，Lantuejoulら[5)]の症例報告である。

■**症例2**：51歳の心筋梗塞後の男性。糖尿病も合併しており，6年前からグリベンクラミド10mg，ベタキソロール20mg，シンバスタチン5mgを内服していた。発熱，多発関節痛，咳嗽，1カ月前から進行する呼吸困難を訴え受診している。

**表1 主な高脂血症治療薬**

| 1．HMG–CoA還元酵素阻害薬（スタチン系） | 肝臓におけるコレステロール合成のコントロール酵素であるHMG–CoA還元酵素を拮抗的に阻害し，コレステロール合成を抑制する。そのため，肝臓のLDL受容体が増加し血中からのLDLの取り込みが促進され，LDL–C値を最も効果的に低下させる。また，HDL–C値を上昇させる。 |
|---|---|
| 2．フィブラート系薬 | リポ蛋白リパーゼを活性化して超低比重リポ蛋白の異化を促進，コレステロールから胆汁酸への異化・排泄を促進，肝臓でのコレステロール，TG合成を抑制することでTG値を最も効果的に低下させる。また，LDL–C値を低下，HDL–C値を上昇させる。 |
| 3．陰イオン交換樹脂 | 腸管内で胆汁酸を吸着し，糞便中への排泄を促進させる。胆汁酸の再吸収が阻害されるため，肝臓でのコレステロールから胆汁酸への異化が促進され，LDL–C値を低下させる。 |

**表2 2002年医薬品世界売上ランキング（世界売上ベース）**

| | | | |
|---|---|---|---|
| 1. | アトルバスタチン | 高脂血症薬 | 8,507 |
| 2. | エポエチン | 腎性貧血薬 | 6,675 |
| 3. | シンバスタチン | 高脂血症薬 | 5,580 |
| 4. | ランソプラゾール | 抗潰瘍薬 | 4,695 |
| 5. | オメプラゾール | 抗潰瘍薬 | 4,687 |
| 6. | アムロジン | 降圧薬 | 4,174 |
| 7. | プラバスタチン | 高脂血症薬 | 3,755 |
| 8. | オランザビン | 統合失調症薬 | 3,689 |
| 9. | パロキセチン | 抗うつ薬 | 3,297 |
| 10. | セレコキシブ | 抗炎症薬 | 3,150 |

ユート・ブレーンの調査による（百万ドル）

**表3 プラバスタチンの主な副作用**

| | | | |
|---|---|---|---|
| 発疹 | 12（0.11） | AST（GOT）上昇 | 55（0.49） |
| 下痢 | 9（0.08） | ALT（GPT）上昇 | 64（0.57） |
| 胸やけ | 6（0.05） | GTP上昇 | 32（0.29） |
| 胃部不快感 | 8（0.07） | CK上昇 | 59（0.53） |
| 全身倦怠感 | 6（0.05） | BUN上昇 | 10（0.09） |

副作用検討症例数　11,224例
副作用発現症例数　329例（2.93％）
〔プラバスタチン・インタビューフォーム．より引用〕

■**身体所見・検査所見**：Fine cracklesが聴取され，胸部単純X線写真では両側びまん性に浸潤影を認め，胸部CTでは一部にコンソリデーションを伴う肺野濃度上昇を認めた。肺機能検査では拘束性換気障害と拡散能の低下を認めた。気管支鏡検査では可視範囲に異常はなく，BALFでは総細胞数の増加とリンパ球比率の増加を認めた。

■**臨床経過**：薬剤性肺炎が強く疑われ，ベタキソロールとシンバスタチンが中止されステロイド治療が開始された。1カ月たっても症状・胸部単純X線写真の改善を認めないため，開胸肺生検が実施された。病理像は肺胞構造の破壊のない一様の変化を示すびまん性の間質病変でfibrotic NSIPと診断された。6カ月の間にステロイド治療の効果が現れ，呼吸器症状・胸部単純X線写真は改善した。その1カ月後，誤ってプラバスタチンが投与されると，CKの上昇，呼吸困難・筋痛の出現，新しい胸部陰影の出現を認めた。ただちにプラバスタチンが中止され症状・胸部単純X線写真の改善を認めた。

組織所見は過敏性肺炎やfibrotic NSIPなどいろいろ報告されているが，Lantuejoulら[5]は報告の中で，過敏性肺炎の組織的証拠はないが，BALF中にCD8＋T細胞が多かったこと，末梢血好酸球の増多があったこと，スタチン系薬を再投与して臨床的に悪化をみたことより，過敏症がNSIPの原因となりうるのではないかと述べている。

表4は高脂血症薬の売り上げであるが，日本でもスタチン系薬が圧倒的に多い。先にも述べたが，日本での報告が少ない理由は，①人種差で日本人には発現しにくい。②1日用量が海外のほうが多い（表5）。などが考えられるが，報告によると発症が潜在的であり，さらに発症までに6カ月〜6年と時間がかかっており[4]，医療者が気づきにくいのが原因ではないかと思われる。

今後スタチン系薬の適応拡大により，使用がますます増加することが予想される[6]。原因のはっきりしない咳嗽・呼吸困難の症例に出会った時，スタチン薬も原因の可能性があると考えて対処すべきであると思われる。

表4　主な高脂血症薬の売上（日本）

| | |
|---|---|
| プラバスタチン | 37.30％ |
| アトルバスタチン | 26.00％ |
| シンバスタチン | 17.70％ |
| フルバスタチン | 6.00％ |
| ベザフィブラート | 4.30％ |

331,035百万円（2002年12月〜2003年11月）
ユート・ブレーンの調査による

表5　高脂血症治療薬の各国の1日用量（単位mg）

| | 日　本 | 米　国 | 英　国 |
|---|---|---|---|
| プラバスタチン | 10〜20 | 40〜80 | 10〜40 |
| シンバスタチン | 5〜20 | 20〜40 | 5〜80 |
| フルバスタチン | 20〜60 | 20〜80 | 20〜80 |
| アトルバスタチン | 10〜20 | 10〜80 | 10〜80 |

## 【文　献】

1) Scandinavian Simvastatin Survival Study Group. Randomised trial of cholesterol lowering in 4444 patients with coronary heart disease: The Scandinavian simvastatin survival study (4S). Lancet 1994; 344: 1383-9.
2) James S, Stuart MC, Ian F, et al. Prevention of coronary heart disease with pravastatin in men with hypercholesterolemia. N Engl J Med 1995; 333: 1301-7.
3) Grundy SM. HMG–CoA reductase inhibitors for treatment of hypercholesterolemia. N Engl J Med 1988; 319: 24-33.
4) Liebhaber MI, Wright RS, Gelberg HJ, et al. Polymyalgia, hypersensitivity pneumonitis and other reactions in patients receiving HMG–CoA reductase intibitors: A report of ten cases. Chest 1999; 115: 886-9.
5) Lantuejoul S, Brambilla E, Brambilla C, et al. Statin-induced fibrotic nonspecific interstitial pneumonia. Eur Respir J 2002; 19: 577-80.
6) Mundy G, Garret R, Harris S, et al. Stimulation of bone formation in vitro and in rodents by statins. Science 1999; 286: 1946-9.

# SECTION 4 抗癌薬

## 1. はじめに

　抗癌薬による間質性肺炎は古くからの問題であり，例えば抗癌薬であるブレオマイシンは動物実験において間質性肺炎（あるいは肺障害）を惹起する薬剤として，その妥当性はともかく広く用いられている。また血液領域などで用いられるシクロホスファミド，ブスルファン，メトトレキサートは間質性肺炎を合併することが古くから知られている。2002年秋にゲフィチニブによる急性肺障害・間質性肺炎が社会的な問題となったのは記憶に新しいが，以後臨床の場で抗癌薬による間質性肺炎についての認識が高まったと思われる。原因はともかく間質性肺炎を合併した症例においては，抗癌薬の投与により間質性肺炎が急性増悪する可能性に注意が払われるようになった。これは日常臨床において大事な視点であるが，肺癌を対象に最近使用頻度の増えたいわゆる新規抗癌薬のなかには間質性肺炎合併例で使用が制限されるものが多く，臨床医の悩みの種となっている。

**表1　間質性肺炎の原因となる主な抗癌薬**

| | | |
|---|---|---|
| 1. | アルキル化薬 | シクロホスファミド，ブスルファン，メルファラン |
| 2. | 代謝拮抗薬 | ゲムシタビン，メトトレキサート，シタラビン(Ara-C)，ヒドロキシカルバミド |
| 3. | 抗生物質 | ブレオマイシン，マイトマイシンC，アムルビシン |
| 4. | アルカロイド | パクリタキセル，ドセタキセル，ビノレルビン |
| 5. | トポイソメラーゼ阻害薬 | イリノテカン，エトポシド |
| 6. | 白金製剤 | シスプラチン，カルボプラチン |
| 7. | ホルモン療法薬 | タモキシフェン，リュープロレリン |
| 8. | サイトカイン | インターフェロン $\alpha, \beta, \gamma$ |
| 9. | 免疫賦活薬 | OK432，BCG |
| 10. | 分子標的治療薬 | ゲフィチニブ，イマチニブ |

## 2. 間質性肺炎の原因となる抗癌薬

　間質性肺炎を惹起することが報告されている抗癌薬を**表1**に示した。抗癌薬において副作用の一つとして間質性肺炎が挙げられる薬剤は数多く，むしろその記載がない薬を探すのが困難な程である。肺癌に対して使用されるいわゆる新規抗癌薬について，間質性肺炎合併例において「禁忌」または「慎重投与」とされる薬剤を**表2**に示した。

　抗癌薬の使用においては単剤より多剤併用がなされることが多く，組み合わせによっては間質性

肺炎発現の頻度を増していると予想される。またアレルギー予防や制吐対策として投与されるステロイドが，特に短期間に比較的大量が使用された場合，既存の間質性肺炎の急性増悪を誘導することも考慮すべきである。さらに同時期あるいは先行して併用する放射線治療は間質性肺炎の発症の危険因子である。薬剤による間質性肺炎の診断は基本的に除外診断であり，感染症（肺炎），心不全，癌性リンパ管症との鑑別が重要である。

表2 間質性肺炎において使用が制限される新規抗癌薬

| (1) 間質性肺炎において禁忌 | ・ゲムシタビン<br>・イリノテカン<br>・アムルビシン |
|---|---|
| (2) 間質性肺炎において慎重投与 | ・パクリタキセル<br>・ドセタキセル<br>・ビノレルビン |

## 3. 各種抗癌薬による間質性肺炎

### (1) ゲムシタビン

　ゲムシタビン（ジェムザール®）はシタラビンに類似した代謝拮抗薬であるが，近年非小細胞肺癌に投与される機会が増え同時にゲムシタビンによる間質性肺炎の報告が散見されるようになった[1]～[5]。臨床像の多くはARDS様の急性肺障害であり，HRCTでは両側の浸潤影やスリガラス様陰影を認め，病理組織ではびまん性肺胞傷害（diffuse alveolar damage，以下DAD）を呈する。前治療として放射線照射を受けた症例に多く[5]，早期に治療すればステロイドに反応するとされるが[3]，死亡例も多い。

### (2) イリノテカン

　イリノテカン（トポテシン®，カンプト®）は小細胞肺癌において進展型を主な対象として使用される抗癌薬であり，本邦で開発が進んだ数少ない薬剤である。症例報告は少ないが，多剤併用例に加えてイリノテカン単剤投与例でも間質性肺炎を発症すること[6]，基礎疾患として間質性肺炎を認めない例にも発症することが報告されている[7][8]。HRCTではスリガラス様陰影を主体とし，ステロイドに反応する症例も多いが死亡例も報告されている[6][9]。

### (3) パクリタキセル

　パクリタキセル（タキソール®）は非小細胞肺癌のほか，卵巣癌や胃癌などに使用される抗癌薬であり，乳癌と悪性リンパ腫治療中にパクリタキセルによる間質性肺炎を発症した報告がある[10][11]。パクリタキセルはプラチナ製剤などの抗癌薬と併用あるいは放射線照射と併用して投与されることが多く間質性肺炎発症の関連も示唆されるが[12][13]，パクリタキセル単剤の臨床試験においても間質性肺炎（基礎疾患としての間質性肺炎の増悪）を認めている[14]。また，パクリタキセルの

使用においては前処置として比較的大量のステロイドが投与されるが，基礎疾患に間質性肺炎・肺線維症がある場合，短期的なステロイド投与（結果的には急速なステロイドの減量）により急性増悪を来すことがあり注意が必要である（後述の症例呈示を参照）。

### （4）ゲフィチニブ

ゲフィチニブ（イレッサ®）は2002年に非小細胞肺癌に対する初の分子標的治療薬として承認・発売されたが，使用症例の急増に伴い急性肺障害・間質性肺炎（interstitial lung disease，以下ILD）の報告が相次ぎ，同年10月には緊急安全情報が出される事態となった。その後専門家会議が組織され，本邦におけるILDの発症率は1.9％（死亡率0.6％）であり，他の抗癌薬と比較して高頻度とはいえないが海外と比較して約6倍の頻度であることが報告された[15]。また収集された症例の解析では，特発性肺線維症（idiopathic pulmonary fibrosis，以下IPF）等の既存，男性，扁平上皮癌が独立した予後因子であった。胸部単純X線写真およびCTでは斑状あるいはびまん性に分布するスリガラス様陰影または浸潤影を示し（図1），剖検の病理組織所見はDADが主体であると報告されている。

### （5）その他

肺癌の治療において使用されるその他の抗癌薬として，ドセタキセル（タキソテール®）[16]，ビノレルビン（ナベルビン®）[17]，アムルビシン（カルセド®），エトポシド（ラステット®，ベプシド®）[18]，マイトマイシンC[19] など，報告は少ないが間質性肺炎の原因とされている。

## 4．当科における経験

2000年4月から2003年3月の3年間に東京医科歯科大学呼吸器内科に入院して化学療法を受けた非小細胞肺癌患者について検討した。対象となった77例のうち間質性肺炎の発症または増悪を認めたのは9例（12％）であった。

### （1）間質性肺炎の発症（表3）

化学療法開始前にHRCT上間質性肺炎を合併していないと診断されたのは67例であり，5例（7％）に間質性肺炎を発症した。原因となった薬剤はゲムシタビンとパクリタキセルであり，ゲムシタビンを使用した37例中4例（11％）に，パクリタキセルを使用した44例中1例（2％）に間質性肺炎を発症した。5例中1例は休薬のみで3例はステロイド使用により軽快したが，1例（表3の症例3）は間質性肺炎により死亡した。他の抗癌薬としてシスプラチン（使用26例），カルボプラチン（44例），ドセタキセル（4例），ビノレルビン（25例），ビンデシン（2例），マイトマイシンC（12例），ゲフィチニブ（8例）による間質性肺炎の発症はなかった。

### （2）間質性肺炎の増悪（表4）

化学療法開始前にHRCT等により間質性肺炎を合併していると診断されたのは10例であり，4例

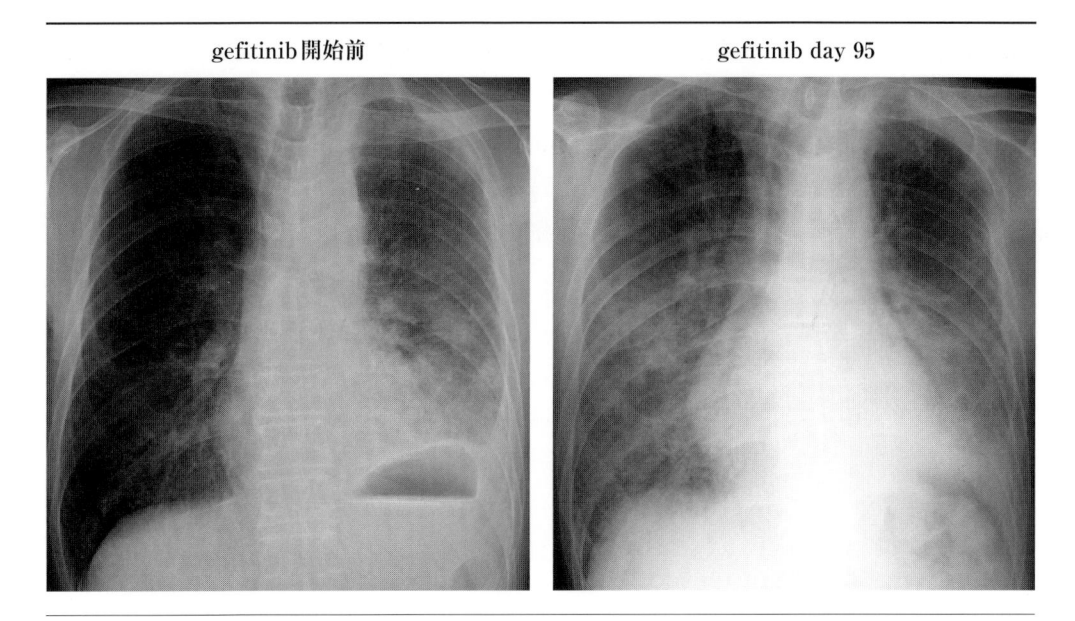

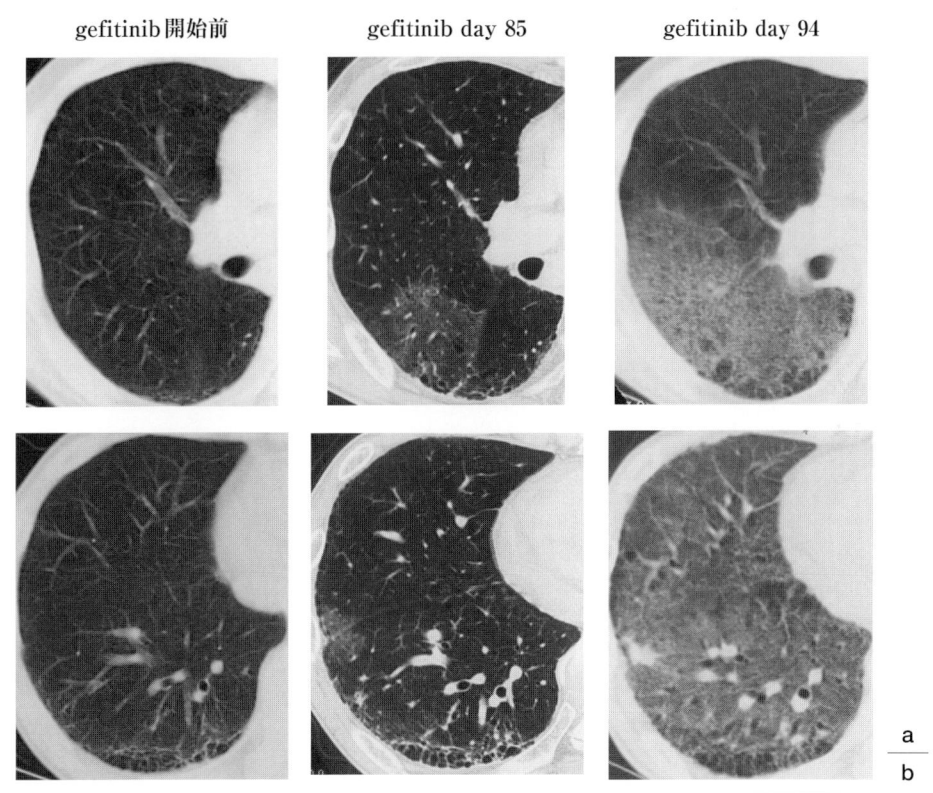

**図1 ゲフィチニブによる間質性肺炎**

3年前に特発性間質性肺炎（IIP）と診断され無治療で経過観察中であった。左S⁹原発の肺扁平上皮癌（T4N2M0）に対してCBDCA＋PTX3コース，CDDP＋VNR1コース施行後gefetinibを開始し，87日目に間質性肺炎の急性増悪を来した。
(a) 胸部単純X線写真。
(b) 胸部CT写真。

（40％）に間質性肺炎の急性増悪を認めた。原因となった薬剤はゲムシタビン，パクリタキセル，ゲフィチニブであり，ゲムシタビンを使用した2例中1例（50％）に，パクリタキセルを使用した8例中1例（13％）に，ゲフィチニブを使用した3例中2例（67％）に間質性肺炎の増悪を認めた。パクリタキセルによる1例とゲフィチニブによる2例は間質性肺炎により死亡し，2例に施行された剖検の病理組織所見はDADであった。他の抗癌薬であるシスプラチン（使用4例），カルボプラチン（8例），ビノレルビン（4例），マイトマイシンC（2例）による間質性肺炎の増悪を認めなかった。

表3 間質性肺炎発症例

| No. | 年/性 | 組織型 | 過去の化学療法 | 過去の放射線 | 現在の化学療法 | 発症時期 |
|---|---|---|---|---|---|---|
| 1 | 70/男 | Ad | CBDCA+DTX①* <br> GEM+VNR① | − | GEM⑥ | day28 |
| 2 | 69/男 | SCC | CDDP+VNR+MMC① | +** | PTX① | day24 |
| 3 | 54/男 | Ad | CDDP+VNR+MMC② | + | GEM② | day27 |
| 4 | 65/女 | Ad | − | − | GEM+PTX①# | day28 |
| 5 | 55/男 | Ad | CBDCA+PTX① <br> CDDP+VNR① <br> CBDCA+DTX① | − | GEM③ | day21 |

Ad: 腺癌，SCC: 扁平上皮癌，CBDCA: カルボプラチン，CDDP: シスプラチン，DTX: ドセタキセル，GEM: ゲムシタビン，VNR: ビノレルビン，PTX: パクリタキセル，MMC: マイトマイシンC
*: ①は1コース，②は2コース
**: 5年前に食道癌に対して放射線を照射した
#: GEMのみ薬剤添加リンパ球刺激試験陽性

表4 間質性肺炎増悪例

| No. | 年/性 | 組織型 | 過去の化学療法 | 過去の放射線 | 現在の化学療法 | 発症時期 |
|---|---|---|---|---|---|---|
| 6 | 60/男 | SCC | CDDP+VNR+MMC② | − | CDDP+GEM① | day32 |
| 7 | 64/男 | SCC | − | − | CBDCA+PTX② | day18 |
| 8 | 57/男 | SCC | CBDCP+PTX③ <br> CDDP+VNR① | − | gefitinib | day85 |
| 9 | 67/男 | Ad | CBDCP+PTX⑩ | − | gefitinib | day46 |

Ad: 腺癌，SCC: 扁平上皮癌，CBDCA: カルボプラチン，CDDP: シスプラチン，GEM: ゲムシタビン，VNR: ビノレルビン，PTX: パクリタキセル，MMC: マイトマイシンC
*: ①は1コース，②は2コース

## 5. 症例呈示

- ■症　例：64歳，男性（表4の症例7）。
- ■主　訴：呼吸困難。
- ■喫煙歴：40～60本/日・20～61歳。
- ■現病歴：1997年1月，IPFの急性増悪を認めた。パルス療法を含むステロイド，シクロホスファミド，シクロスポリン（CyA）などの治療により軽快し，以後プレドニゾロン（PSL）とCyAを投与された。その後CyAは中止となり，PSL 2.5mg/日を維持投与されていた。2001年11月，肺扁平上皮癌（左$S^{10}$原発，$T_4N_0M_0$）と診断され，化学療法としてカルボプラチン＋パクリタキセルを2コース施行した。2002年3月（2コース目のday18）に呼吸困難の増悪を認めた。
- ■身体所見：両側全肺野でfine crackles（＋），ばち指（＋）を認めた。
- ■検査所見：WBC：13,000/$\mu$l，CRP：15.3mg/dl，LDH：256U/$l$，KL-6：577U/ml，SP-D：436ng/ml，$\beta$-Dグルカン5＞，CMVアンチゲネミア（－）であった。
- ■胸部CT：2コース目のday20には右上葉に限局したスリガラス様陰影を認めたが5日後には拡大し（図2），さらに両側びまん性の分布となった。

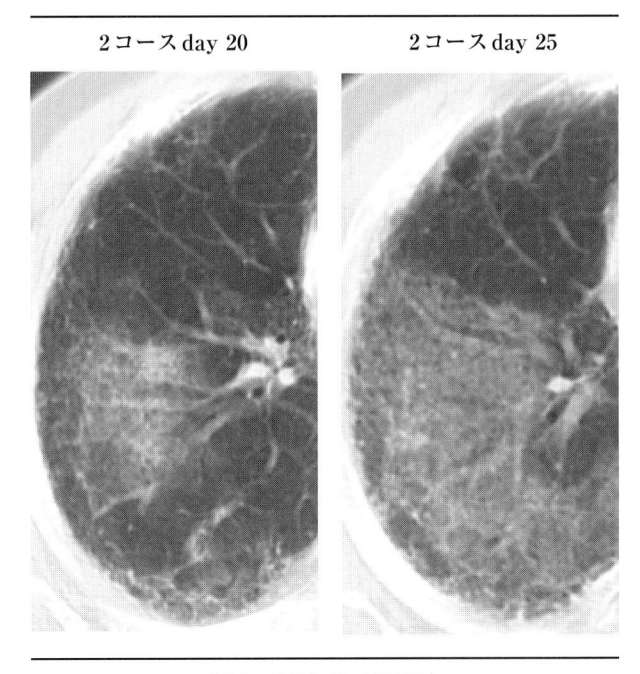

**図2　胸部CT（症例7）**
化学療法（カルボプラチン＋パクリタキセル）2コース目day20に右$S^2$に限局したスリガラス様陰影が出現し（左），day25では拡大した（右）。

- ■臨床経過：パルス療法を含むステロイド，CyA，抗菌薬，ガンシクロビルなどの投与を行ったが効果はなく，急性増悪の4週後に死亡した（図3）。剖検の組織所見では，通常型間質性肺炎

（usual interstitial pneumonia, UIP）を背景としたDADを認めた。感染は明らかでなく，化学療法により肺癌細胞は消失していた。化学療法に伴う短期間のステロイド使用が急性増悪のリスクであったと考えた．

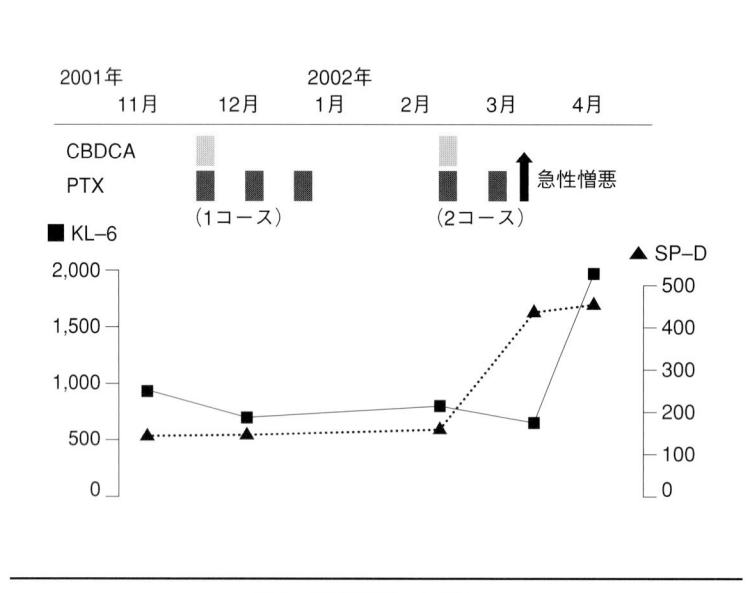

図3　臨床経過（症例7）

## 6. おわりに

　抗癌薬による間質性肺炎の正確な頻度は不明であるが，実際より過少に報告されていることが危惧される。これは，悪性腫瘍の治療中は感染症や癌性リンパ管症，心不全などを併発する機会も多く鑑別が困難なこと，あるいは実際問題として詳細な報告書を作成するのが煩雑なことなどが背景にあると思われる。既存の間質性肺炎やその増悪に注意し，新たな肺病変が出現した場合に間質性肺炎の可能性を念頭におきながら診療することが重要であるが，間質性肺炎の発症を疑った場合には確実に報告を行い本邦の正確なデータを作る努力が必要と考えられる。

【文　献】

1) Pavlakis N, Bell DR, Millward MJ, et al. Fatal pulmonary toxicity resulting from treatment with gemcitabine. Cancer 1997; 80: 286-90.
2) Marruchella A, Fiorenzano G, Merizzi A, et al. Diffuse alveolar damage in a patient treated with gemcitabine. Eur Respir J 1998; 11: 504-6.
3) Vander Els NJ, Miller V. Successful treatment of gemcitabine toxicity with a brief course of oral corticosteroid therapy. Chest 1998; 114: 1779-81.
4) Heilborn AS, Kath R, Schneider CP, et al. Severe non-haematological toxicity after treatment with gemcitabine. J Cancer Res Clin Oncol 1999; 125: 637-40.
5) Gupta N, Abmed I, Steinberg H, et al. Gemcitabine-induced pulmonary toxicity. Am J Clin Oncol 2002; 25: 96-100.

6) Masuda N, Fukuoka M, Kusunoki Y, et al. CPT-11: A new derivative of camptothecin for the treatment of refractory of relapsed small-cell lung cancer. J Clin Oncol 1992; 10: 1225-9.
7) 鶴谷純司，福田　実，福田正明，ほか．塩酸イリノテカンによると思われる薬剤性肺臓炎の1例．肺癌 1999; 39: 57-61.
8) Inoue K, Hiraoka N, Kasamatsu Y, et al. A case of irinotecan-induced pneumonitis. Jap J Lung Cancer 2000; 40: 219-21.
9) Fukuoka M, Niitani H, Suzuki A, et al. A phase II study of CPT–11, a new derivative of camptothecin, for previously untreated non-small-cell lung cancer. J Clin Oncol 1992; 10: 16-20.
10) Goldberg HL, Vannice SB. Pneumonitis related to treatment with paclitaxel. J Clin Oncol 1995; 13: 534-4.
11) Khan A, McNally D, Tutschka PJ, et al. Paclitaxel-induced acute bilateral pneumonitis. Ann Pharmacother 1997; 31: 1471-4.
12) Ramanathan RK, Reddy VV, Holbert JM, et al. Pulmonary infiltrates following administration of paclitaxel. Chest 1996; 110: 289-92.
13) Sotiriou C, van Houtte P, Klastersky J. Lung fibrosis induced by paclitaxel. Support Care Cancer 1998; 6: 68-71.
14) Fujimori K, Yokoyama A, Kurita Y, et al. Paclitaxel-induced cell-mediated hypersensitivity pneumonitis. Oncology 1998; 55: 340-4.
15) ゲフィチニブ（イレッサ錠250）の急性肺障害・間質性肺炎（ILD）に関する専門家会議最終報告．2003年3年26日．
16) Read WL, Mortimer JE, Picus J. Severe interstitial pneumonitis associated with docetaxel administration. Cancer 2002; 94: 847-53.
17) Kouroukis C, Hings I. Respiratory failure following vinorelbine tartrate infusion in a patient with non-small cell lung cancer. Chest 1997; 112: 846-8.
18) 荒木信泰，松本浩平，生田順也，ほか．エトポシドが原因と考えられた間質性肺炎の1例．日胸疾会誌 1993; 31: 903-7.
19) Okuno SH, Frytak S. Mitomycin lung toxicity; acute and chronic phases. Am J Clin Oncol 1997; 20: 282-4.

# SECTION 5
# 解熱鎮痛薬

## 1. はじめに

　近年，薬剤性間質性肺炎（以下薬剤誘起性肺炎）の報告は増加傾向にあり，起因薬剤も多様化している。**表1**に近藤の集計[1]による薬剤誘起性肺炎の年代毎の変遷を示す。1991年以降消炎鎮痛薬を起因薬剤とするものが増加している。従来比較的安全考えられていた非ピリン系総合感冒薬，非ステロイド系消炎鎮痛薬でも報告が散見されるようになった。インターネット上で薬剤誘起性肺傷害に関する最新の情報を公開している'PNEUMOTOX ON LINE'（http://www.pneumotox.com）においても非ステロイド系消炎薬による間質性肺炎は，pulmonary infiltrates and eosinophiliaの型で起こると紹介されている。

　本稿では，確定診断できた自験例を挙げながら，解熱鎮痛薬（アセトアミノフェン，クリノリル®，ロキソニン®，ボルタレン®）による薬剤誘起性肺炎について概説する。

表1　薬剤誘起性肺炎の原因と変遷

|  | 〜1980年 | 1981〜1990年 | 1991年〜 |
|---|---|---|---|
| 抗癌薬 | 225 | 66 | 40 |
| 金製剤 | 44 | 46 | 17 |
| 抗菌薬 | 9 | 54 | 49 |
| 抗結核薬 | 1 | 7 | 9 |
| 漢方薬 | 0 | 3 | 78 |
| 漢方薬＋インターフェロン | 0 | 0 | 22 |
| インターフェロン | 0 | 3 | 31 |
| 抗リウマチ薬 | 0 | 4 | 18 |
| 解熱鎮痛薬 | 0 | 10 | 30 |
| 向精神薬 | 1 | 10 | 8 |
| 降圧薬 | 2 | 3 | 2 |
| その他 | 14 | 12 | 34 |
| 合　計 | 326 例 | 218 例 | 328 例 |

〔文献1）近藤有好．薬剤による肺障害．結核 1999; 74: 33-41．より引用一部改変〕

## 2. 薬剤誘起性肺炎の被疑薬としての解熱鎮痛薬

　薬剤誘起性肺炎の診断には，医師が薬剤副作用としての間質性肺炎を認識していることが必要不可欠であることはいうまでもない．なかでも解熱鎮痛薬は，①内科のみならず各診療科において処方頻度が高いこと，②頓用使用されたり，患者が以前処方された残薬を使用したりすること，③投与経路が経口のみならず，坐薬，貼付薬などさまざまであること，④アセトアミノフェン，クリノリル，ロキソニン，ボルタレンともすでに数多くの後発薬（ジェネリック薬）（**表2**）が発売されている[2]こと，⑤市販薬にも同一成分が含まれていること，⑥しばしば他剤と併用されること，などにより極めて特定しにくい薬剤と考えられる．

**表2　代表的解熱鎮痛薬と後発薬**

| 一般名 | アセトアミノフェン | ジクロフェナクナトリウム | スリンダク | ロキソフェナクナトリウム |
|---|---|---|---|---|
| 商品名 | アスペイン®<br>アセトアミノフェン末®<br>アテネメン®<br>アトミフェン<br>アニルーメ®<br>アフロギス®<br>アルピニー®<br>アンヒバ®<br>カルジール<br>カロナール®<br>トーワサールA®<br>ナパ®<br>ネオセデナール®<br>パラセタ®<br>ピリナジン®<br>ピレチノール® | アスピゾン®<br>アデフロニック®<br>アナバン®<br>イリナトロン®<br>サビスミンTP®<br>サフラック®<br>サンナックス®<br>ジクロスター®<br>ジクロード®<br>ジクロニック®<br>ジクロフェナクナトリウムSR MEEK®<br>ジクロフェナックT®<br>ジクロフェナック®<br>スフルミン®<br>ストロングコールSR®<br>ソファリン®<br>ソレルモン®<br>ダイスパス®<br>チカタレン®<br>ドセル®<br>ナボール(SR)®<br>ネリオジン®<br>ピナナック®<br>フェナシドン®<br>フェニタレン®<br>ブレシン®<br>プロフェナチン®<br>ベギータ®<br>ボナフェック®<br>ボラボミン®<br>ボルタレン®<br>ボルマゲン®<br>ボンフェナック®<br>メクロフェン®<br>メリカット®<br>ヨウフェナック®<br>レクトス® | クリナックス®<br>クリノリル®<br>クリロレール®<br>スカノーリン®<br>スクリノール®<br>スリダニール®<br>スリンダク®<br>スリンペン® | ウナスチン®<br>オキミナス®<br>オロロックス®<br>カンファタニン®<br>ケンタン®<br>コバソニン®<br>コバロキニン®<br>サンロキソ®<br>シラブル®<br>スリノフェン®<br>ツルメリン®<br>ノブフェン®<br>ブテロン®<br>ポナペルト®<br>リンゲリース®<br>レトラック®<br>ロキソート®<br>ロキソニン®<br>ロキソプロフェン®<br>ロキソプロフェンEMEC®<br>ロィソプロフェンナトリウム®<br>ロキソマリン®<br>ロキフェナック®<br>ロキフェン®<br>ロキフラン®<br>ロキプロナール®<br>ロキペイン®<br>ロゼオール®<br>ロブ®<br>ロペニット®<br>ロルフェナミン® |

〔文献2）財団法人日本医薬情報センター，編．第27版医療薬日本医薬品集．じほう．2004．を参考に作成〕

## 3. 解熱鎮痛薬による薬剤誘起性肺炎の臨床像[1]

解熱鎮痛薬による薬剤誘起性肺炎出現までの薬剤投与期間は，平均4.2±4.0日で，他の薬剤に比べ早期に出現する傾向がある。症状は，発熱，咳嗽，息切れなどとされる。皮疹は薬剤全体では8.9％だが，金製剤に続いて解熱鎮痛薬に多いとされている。臨床検査値では，白血球数，好酸球比率，血清CRP値が他の薬剤に比べて高いと報告されている。しかし解熱鎮痛薬の使用はすでに背景に炎症性疾患が存在することが多く，解釈には注意が必要である。

## 4. 解熱鎮痛薬による薬剤誘起性肺炎の病理組織像

薬剤誘起性肺炎の病理像として代表的なものは，びまん性肺胞傷害（diffuse alveolar damage，以下DAD），通常型間質性肺炎（usual interstitial pneumonia，以下UIP），非特異性間質性肺炎（non-specific interstitial pneumonia，以下NSIP），器質化肺炎（organizing pneumonia，以下OP），好酸球性肺炎（eosinophilic pneumonia，以下EP），閉塞性細気管支炎（bronchiolitis obliterans，以下BO）が知られている[3]。しかし，同一薬剤でも異なる組織像を示す場合もあり，薬剤に対する宿主反応に個体差のあることが推測される。また，薬剤誘起性肺炎では，強い上皮傷害とさまざまな組織型の混在が特徴的で，診断の一助となることがある。過去12年間にわれわれの施設で経験した解熱鎮痛薬による薬剤誘起性肺炎の組織型は（表3），OP5例，EP2例，DAD2例であった[4]。

表3 当科にて経験した解熱鎮痛薬による薬剤誘起性肺傷害

|   | 性別 | 年齢 | アレルギー歴 | 原因推定薬剤 | 肺傷害の型 | DLST | 転帰 |
|---|---|---|---|---|---|---|---|
| 1 | F | 74 | あり | 市販薬 | DAD | 未施行 | 死亡 |
| 2 | M | 75 | なし | ロキソプロフェンNa | OP | 未施行 | 生存 |
| 3 | M | 69 | なし | ジクロフェナクNa | OP | 陽性 | 生存 |
| 4 | M | 69 | なし | PL（サリチルアミド，アセトアミノフェン，メチレンジサリチル酸プロメダジン） | DAD | 陽性 | 生存 |
| 5 | M | 70 | なし | ロキソプロフェンNa | OP | 陽性 | 生存 |
| 6 | F | 44 | あり | ロキソプロフェンNa | OP | 陽性 | 生存 |
| 7 | F | 73 | なし | ロキソプロフェンNa | OP | 陰性 | 生存 |
| 8 | M | 76 | なし | ジクロフェナクNa | EP | 未施行 | 生存 |
| 9 | M | 22 | あり | イブプロフェン | EP | 陽性 | 生存 |

## 5. 薬剤誘起性肺炎の予後

近藤らの報告[1]によれば，解熱鎮痛薬による薬剤誘起性肺炎の予後は，比較的良好で死亡例はなかったと報告されている。しかし，当院の経験でもDADパターンで死亡した1例を経験しており[4]，軽視することはできない。われわれの経験では，予後を決定するのは，原因薬剤ではなく，その反応がallergic reaction主体かそれともcytotoxic reaction主体かによると考えている。

## 6. 各解熱鎮痛薬について

### (1) アセトアミノフェン

アセトアミノフェン（acetaminophen）は，市販の感冒薬にも含まれ，服薬することの多い薬剤である。分子量も比較的小さく，代謝はグルクロン酸抱合，硫酸抱合されて腎で排泄される。薬剤誘起性肺炎を起こしやすいとはいえない。

これまでにアセトアミノフェンによる薬剤誘起性肺炎の報告は9例であるが，非報告例の潜在が疑われる。

今回症例の概略が入手できた4例については，EPと診断されているものが1例，DADパターンと考えられているものが1例，BAL所見からOPと推測されるものが2例であった。いずれもDLSTが陽性であり，またステロイド薬が投与され，改善が得られている。

### (2) スリンダク（クリノリル®）

スリンダク（sulindac）は整形外科領域で処方される例が多く，投与期間が長期に及ぶことが多い。薬剤誘起性肺炎の報告は今回検索した範囲では，好酸球性肺炎の1例のみであった。しかし，やはり潜在例の存在が疑われる。

### (3) ロキソプロフェンナトリウム（ロキソニン®）

ロキソプロフェンナトリウム（loxoprofen sodium）は，急性上気道炎の解熱鎮痛としても適応取得しており，整形外科のみならず内科領域においても，最も使用頻度の高い解熱鎮痛薬である。副作用として頻度不明であるが，間質性肺炎が記載されている[2]。死亡例も少数ではあるが認められ，診断が遅延した例，投与期間が長い例に認められる。

### (4) ジクロフェナクナトリウム（ボルタレン®）

ジクロフェナクナトリウム（diclofenac sodium）は，内服薬，坐薬，ゲル剤，点眼薬，注腸軟膏とさまざまな剤型をもち，後発薬も最も多い薬剤である。頻度は不明であるが，重篤な副作用として間質性肺炎が記載されている[2]。

以下の症例のように，頓用使用されることも多く，注意が必要な薬剤である。

## 7. 症例呈示[5]

### （1）症例1
■**症　例**：76歳，男性。
■**主　訴**：労作時呼吸困難，乾性咳嗽。
■**現病歴**：2003年6月10日，肺扁平上皮癌stage IBの診断で胸腔鏡下右下葉切除術を施行された。7月4日より労作時呼吸困難，乾性咳嗽が出現し，7月7日に当科を受診し，同日入院となる。
■**嗜好歴**：タバコ30本/日×43年。
■**入院時現症**：体温36.8℃，両下肺背側にfine cracklesを聴取した。皮疹はなかった。
■**入院時検査**：WBC 5,900/$\mu$l（Neut 61.2, Eo 8.8, Ba 0.7, Mo 9.0, Ly 20.3％），LDH 224IU/$l$，CRP 5.93mg/dl，KL-6 412U/ml，SP-D 237ng/mlであった。ABG（room air）：pH 7.424，$P_{CO_2}$ 34.7，$P_{O_2}$ 69.0，$H_{CO_3}$ 22.3であった。
■**入院時胸部単純X線写真**：右下葉切除後，胸水の貯留，右中葉と左下葉にスリガラス様陰影を認めた（図1）。
■**胸部CT**：左下葉，右中葉の胸膜側優位に非区域性のスリガラス様陰影を認めた（図2）。
■**気管支肺胞洗浄**：総細胞数5.1×$10^5$/ml，マクロファージ63％，リンパ球4％，好中球0％，好酸球33％，CD4/CD8比2.03であり，好酸球比率の著明な上昇を認めた。経気管支肺生検では，リンパ球および好酸球の浸潤とポリープ型の線維化が認められた。また腫大した異型上皮が目立ち，剥離傾向も認められ，上皮傷害の強い好酸球性肺炎と考えられた。
■**臨床経過**：術後疼痛に対してジクロフェナクナトリウム（ボルタレン®）を坐薬で使用していた。ボルタレン®に対するDLSTが陽性であり（図3），画像，BAL/TBLB所見と合わせて，ジ

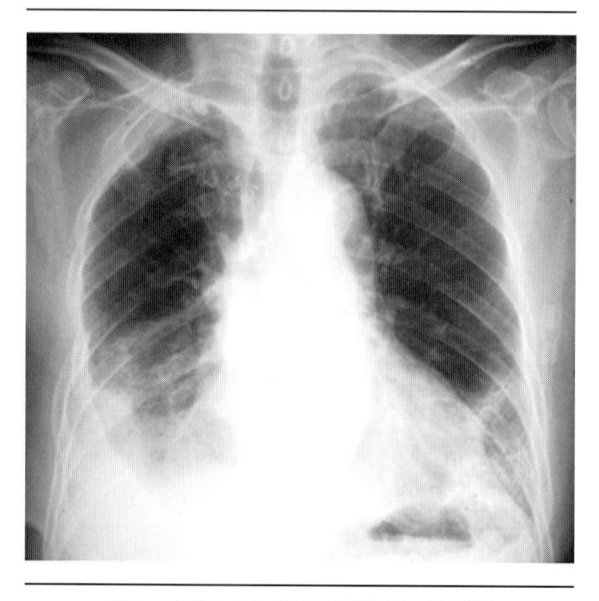

図1　症例1の入院時胸部単純X線写真

クロフェナクナトリウムによる薬剤誘起性肺炎と臨床診断し，プレドニゾロン（prednisolone，以下PSL）の投与を開始し，陰影の改善を認め退院した。退院約1カ月後，呼吸困難と陰影の再燃を認め再入院した。前回退院後，腰痛に対し近医でジクロフェナクナトリウムの再投与を受けていたことが判明し，同薬剤の薬剤誘起性肺炎と確定診断した。

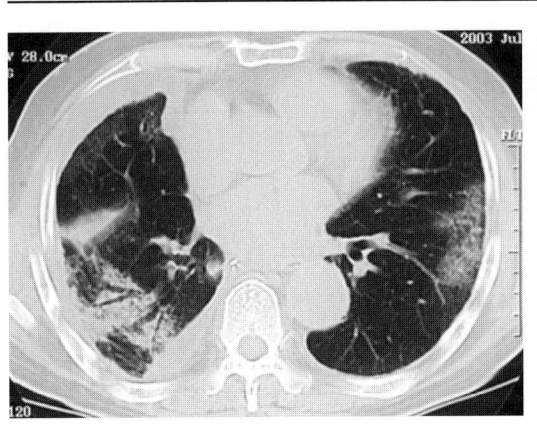

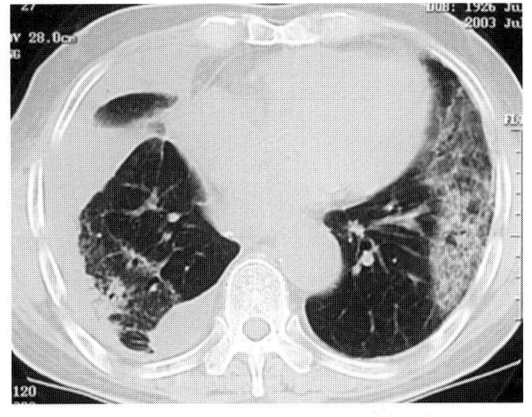

図2 症例1の入院時胸部CT

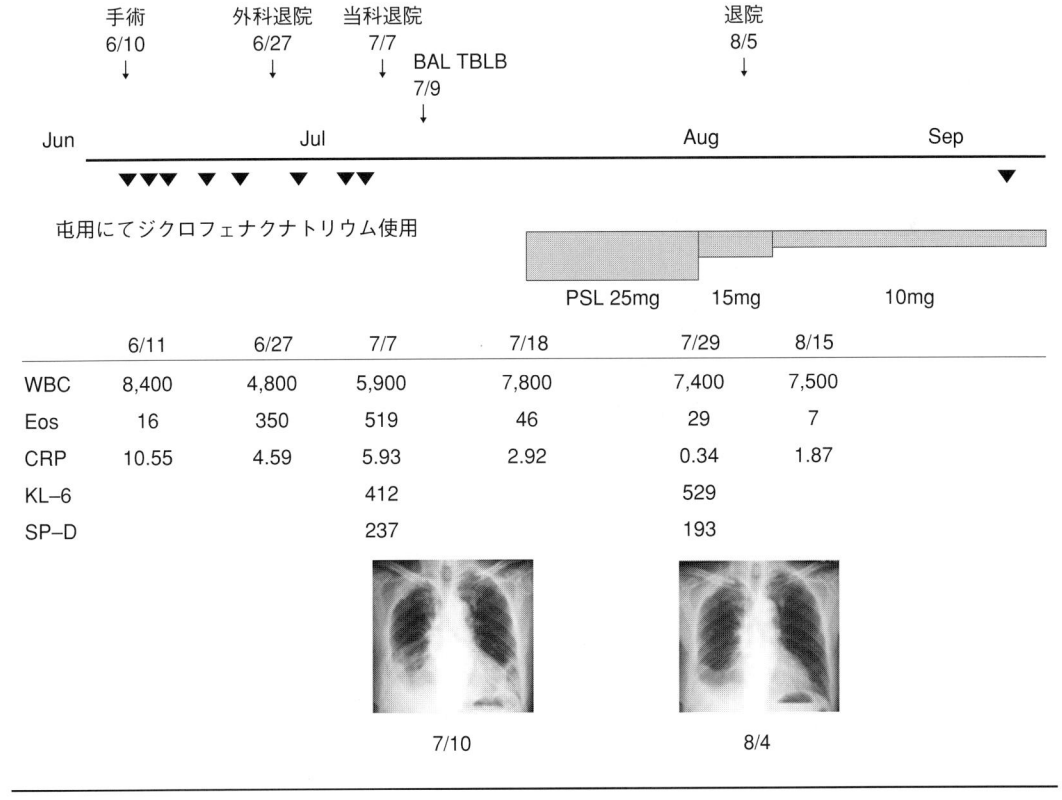

|  | 6/11 | 6/27 | 7/7 | 7/18 | 7/29 | 8/15 |
|---|---|---|---|---|---|---|
| WBC | 8,400 | 4,800 | 5,900 | 7,800 | 7,400 | 7,500 |
| Eos | 16 | 350 | 519 | 46 | 29 | 7 |
| CRP | 10.55 | 4.59 | 5.93 | 2.92 | 0.34 | 1.87 |
| KL-6 |  |  | 412 |  | 529 |  |
| SP-D |  |  | 237 |  | 193 |  |

図3 症例1の臨床経過

## (2) 症例2

■症　例：69歳，男性。
■主　訴：食欲不振，悪心，発熱。
■現病歴：1996年2月初旬より食欲不振，全身倦怠感を認めていた。2月23日より発熱，悪心，嘔吐が出現し，2月26日に近医を受診したところ，胸部単純X線写真上右上葉と左全肺野に浸潤影，右胸水貯留および低酸素血症を認められ，当院救命救急センターへ搬送された。入室後抗菌薬を投与し，補液，酸素吸入で改善傾向を示し，29日に当科へ転科となった。転科日朝より，再度低酸素血症が進行し，胸部単純X線写真上の悪化が認められていた。
■既往歴：69歳時に胃癌。
■嗜好歴：タバコ，20本/日×44年。アルコール，日本酒1合/日。
■転科時現症：体温36.9℃，胸部聴診上両肺野にcoarse cracklesを聴取した。
■転科時検査所見：WBC 8,000/$\mu l$，LDH 478 IU/$l$，CRP 24.9mg/dlであった。ABG（room air）はpH 7.489，$Pa_{CO_2}$ 26.7，$Pa_{O_2}$ 39.6，$H_{CO_3}$ 20.1であった。
■転科時胸部単純X線写真：右中下肺野，左全肺野にスリガラス様陰影と右胸水貯留を認める（図4）。
■転科後経過（図5）：転科時著明な低酸素血症，胸部単純X線写真所見の悪化が認められ，mPSL 1,000mg×3日のパルス療法を開始した。翌3月1日から5日人工呼吸管理を要したが，ステロイドに反応が認められた。ステロイドパルス療法後，抜管後の胸部CT（図6）では，右中下肺野，左全肺野にスリガラス様陰影，右中下肺背側優位に網状影とコンソリデーション，右胸水を認めた。

3月14日BAL/TBLBを施行したところ，BALでは，総細胞数$1.8\times10^5$/ml，マクロファージ44％，リンパ球45％，好中球9％，好酸球2％，CD4/CD8比3.18であった。TBLBでは壁存型

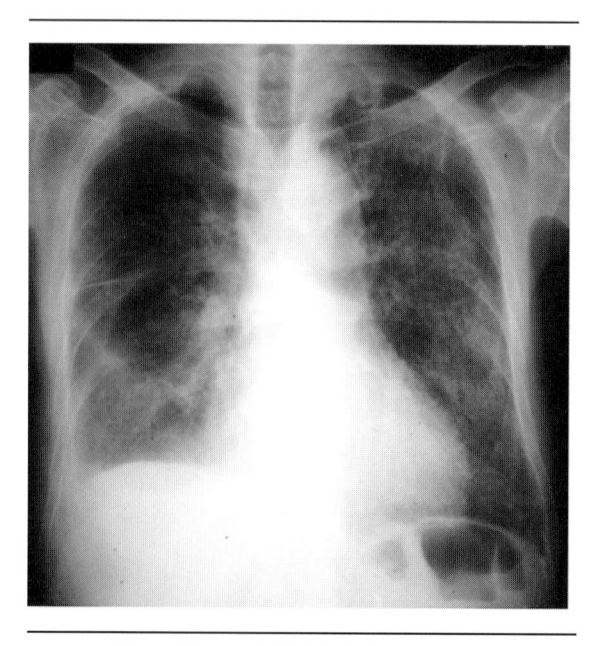

**図4　症例2の転科時胸部単純X線写真**

の線維化と軽度のリンパ球浸潤，上皮の剥離傾向，一部マロリー体も認められた．以上より，強い上皮傷害を伴った器質化肺炎と診断した．

　薬剤誘起性肺炎が考えられ，医師診療録をチェックしたが疑わしい薬剤は見当たらず，看護記録をチェックしたところ，当科へ転科前夜ジクロフェナクナトリウム（ボルタレン®）坐薬が使用されていた．ボルタレン®に対するDLSTは陽性であり，家族に同薬剤を見せたところ，救命救急センターに搬送される前夜，発熱に対し，自宅に保存されていた同薬剤を使用していたことが判明した．右胸水は胸水穿刺，胸膜生検より，結核性胸膜炎と診断し，以上より本例を結核性

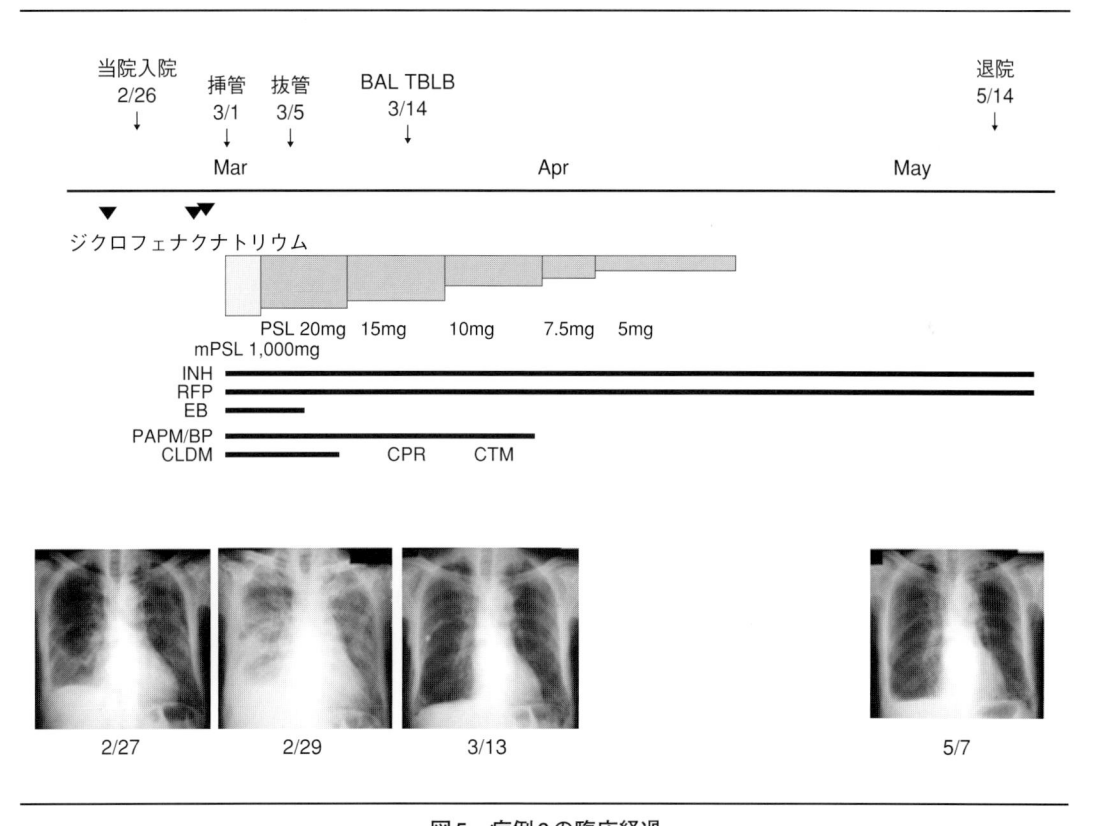

図5　症例2の臨床経過

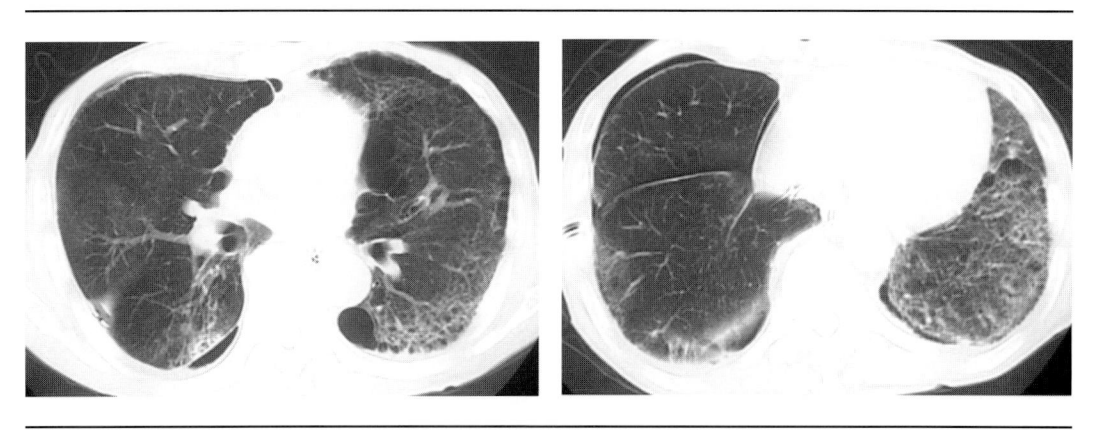

図6　症例2の胸部CT

6. 使用頻度の高い薬剤による間質性肺炎

胸膜炎に合併したジクロフェナクナトリウムによる薬剤誘起性肺炎と確定診断した．

## 8. 症例から学ぶこと

薬剤誘起性肺炎の診断[6)7)]は，再投与による悪化を証明することが最も確実であるが，危険を伴うため通常容認されない．上記2例は偶然の再投与によって確定診断された症例である．

症例1は十分な注意を促し，メモを手渡して第1回目の退院をしたが，患者の病識も薄く，他科の医師により気軽に投与されてしまった．症例2は，医師診療録に残らない形の頓用薬として処方され，また自宅で取り置きされていた同薬剤の先行使用があった．診断に注意深い問診が必要であった症例である．

## 9. まとめ

薬剤誘起性肺炎はすべての薬剤において起こりうるといっても過言ではない．解熱鎮痛薬による薬剤誘起性肺炎は，抗癌薬や金製剤などのそれに比べ一般に予後は良好といえる．一方，本稿で示したように，診断が最も困難な薬剤の一つといえる．医療者は処方頻度も高く，安易に処方される解熱鎮痛薬にも薬剤誘起性肺炎の存在を十分に認識し，詳細な問診を欠かさず，診断の遅滞がないよう注意するべきであろう．しかし，最大の関心事は，対象薬剤の感作メカニズムの解明である．

本稿執筆にあたり，ご協力いただいた日本医科大学第4内科楠裕司先生，松本亜紀先生に深謝いたします．

【文　献】

1) 近藤有好．薬剤による肺障害．結核 1999; 74: 33-41.
2) 財団法人日本医薬情報センター，編．第27版 医療薬 日本医薬品集．じほう 2004.
3) Flieder DB, Travis WD. Pathologic characteristics of drug-induced lung disease. Clin Chest Med 2004; 25: 37-45.
4) 平松久弥子，榎本達治，榊原桂太郎，ほか．当院における薬剤性肺炎死亡例の臨床的検討．日本呼吸器学会雑誌 2002; 40Suppl: 149.
5) 楠　裕司，松本亜紀，榎本達治，ほか．ジクロフェナクナトリウムによる薬剤性間質性肺炎の2例．投稿予定（第157回日本呼吸器学会関東地方会，平成15年11月15日で発表）．
6) 田村昌士．薬剤誘起性肺臓炎．三上理一郎，編．内科MOOK, No.22, 間質性肺炎とその周辺．東京: 金原出版, 1993; p262-70.
7) Irey NS. Tissue reactions to drugs. Am J Pathol 1976; 82: 613-47.

# SECTION 6 糖尿病用薬

## 1. はじめに

20世紀後半以降，わが国における糖尿病患者は激増しており，およそ700万人と推定されている。

その原因として，生活習慣が全般に渡って欧米化し，動物性蛋白質や脂肪の摂取の増加，運動不足などによる体重の増加，またそれゆえインスリン抵抗性が増大するという生活習慣病としての誘因が第一に挙げられる。

また，何らかの遺伝的素因が関与するとも考えられており，欧米人と比較して日本人は膵β細胞が脆弱でインスリン分泌不全を生じやすいため，生活習慣病としての誘因も併せて，今後も糖尿病患者が増加することが予想される[1]。

治療の主体は，食事療法，運動療法であるが，その重要性を理解しながらもなかなか実行できない糖尿病患者が多数認められ，経口血糖降下薬の服薬が必要な患者数も増加の一途をたどっている。

経口血糖降下薬には，膵β細胞からのインスリンの分泌を促すスルフォニル尿素薬，インスリン抵抗性改善作用をもつビグアナイド薬，小腸からの糖の吸収を遅延させ食後高血糖を抑制するα-グルコシダーゼ阻害薬，インスリン感受性を改善するピオグリタゾン等のインスリン抵抗性改善薬に大きく分類される（表1）[2]。

各症例につき適切な経口血糖降下薬を選択，使用するのが肝要であるが，スルフォニル尿素薬は最も大きな血糖降下作用をもち，第1選択薬として使用されることが多い。主な副作用は低血糖と体重増加であるが，まれに薬剤誘起性肺炎を引き起こす。

## 2. 頻　度

経口血糖降下薬による薬剤誘起性肺炎の報告は非常に少ない。

薬剤誘起性肺疾患に関する情報を提供しているインターネットサイトであるPNEUMOTOX（www.pneumotox.com）にて，表1に示す薬剤すべてについて検索してみたところ，5件のみであった。その内訳は，トラザミドによるものが1例[3]，グリベンクラミドによるものが当科症例[4]に加えてもう1例[5]の計2例，グリクラジドによるものが1例[6]，メトホルミンによるものが1例[7]であった。すなわち，スルフォニル尿素薬が計4例，ビグアナイド薬によるものが1例ということになる。

スルフォニル尿素薬に関しては，一部の教科書やレビューにおいて薬剤誘起性肺炎を起こす可能性がある薬剤として挙げられており，上記のようなごく少数の報告に基づくものと考えられる。

ちなみに，本邦にて現在最も頻用されていると考えられるスルフォニル尿素薬のグリベンクラミド，グリクラジド，α-グルコシダーゼ阻害薬のアカルボース，ボグリボース，それらそれぞれの市販薬の説明書をとりよせてみたところ，薬剤誘起性肺炎や間質性肺炎に関する注意事項は見あたらなかったことを付記しておく。

## 3. 機　序

　一般に薬剤誘起性肺炎は多彩な病態を示すため，その機序を確定することは難しいのであるが，薬剤もしくはその代謝産物による細胞障害性の肺臓炎とアレルギー反応による肺臓炎と推定されている。前者の代表的な薬剤はブレオマイシン，ブスルファン，シクロフォスファミドなどの抗腫瘍薬，免疫抑制薬が知られており[8]，後者としては抗菌薬，金製剤などが挙げられる。

　糖尿病薬による薬剤誘起性肺炎はその報告が少ないため定かではないが，おそらくはアレルギー反応によるものであろうと推定されている。

　薬剤誘起性肺炎におけるアレルギー反応は，そのほとんどがⅢ型もしくはⅣ型のアレルギー反応

**表1　経口血糖降下薬の種類**

| | | | 一般名 | 商品名（主なもの） |
|---|---|---|---|---|
| インスリン分泌促進薬 | スルフォニル尿素薬 | 第1世代 | トルブタミド | ラスチノン® |
| | | | | ジアベン® |
| | | | アセトヘキサミド | ジメリン® |
| | | | トラザミド | トリナーゼ® |
| | | | グリクロピラミド | デアメリンS® |
| | | | グリブゾール | グルデアーゼ® |
| | | 第2世代 | グリベンクラミド | オイグルコン® |
| | | | | ダオニール® |
| | | | グリクラジド | グリミクロン® |
| | | 第3世代 | グリメピリド | アマリール® |
| | フェニルアラニン誘導体 | | ナテグリニド | ファスティック® |
| | | | | スターシス® |
| | ビグアナイド薬 | | 塩酸メトホルミン | グリコラン® |
| | | | | メルビン® |
| | | | 塩酸ブホルミン | ジベトスB® |
| インスリン抵抗性改善薬 | α-グルコシダーゼ阻害薬 | | アカルボース | グルコバイ® |
| | | | ボグリボース | ベイスン® |
| | チアゾリジン誘導体 | | ピオグリタゾン | アクトス® |

〔日本糖尿病学会・糖尿病治療ガイド2000より改変〕

と考えられている。薬剤あるいはその代謝産物はハプテンとして抗原性を獲得し，マクロファージを活性化し，それによりTリンパ球，Bリンパ球が活性化される。

Ⅲ型アレルギー反応の場合は，活性化されたB細胞が形質細胞を介して産生する抗体により免疫複合体を形成し，補体結合反応とともに組織傷害を引き起こす。

Ⅳ型アレルギーの場合は，活性化されたTリンパ球によりサイトカインなどの生理活性物質が産生され，それらが血管透過性亢進，細胞浸潤，細胞組織傷害，線維化などを引き起こす[4]。

Ⅳ型アレルギーの関与する薬剤誘起性肺炎では，末梢血中にその原因薬剤に対する十分な感作リンパ球が存在すると考えられる。リンパ球は培養中に種々の刺激が加わるとそれに反応して分裂する。感作された患者のリンパ球に，抗原と考えられる被疑薬剤を加えたものと加えないもので，リンパ球の幼弱化反応をDNA合成能で比較したものが薬剤リンパ球刺激試験（drug lymphocyte stimulation test，以下DLST）である。DLSTは，体液性免疫の一部は検出されるものの，そのほとんどは細胞性免疫を反映する[9]。被疑薬剤がDLSTにて陽性を示すとⅣ型アレルギーの病態への関与を表すため，薬剤誘起性肺炎の診断根拠の一つとなっている。陽性率は報告により異なっているが，薬剤誘起性肺炎全体では66.9％といわれており[10]，陽性を示した場合の診断的根拠は大きいと考えられる。

DLST陽性以外に，薬剤誘起性肺炎の発症機序として，再投与によりすみやかでかつ強い反応が生じることより[11]，アレルギー反応の関与が考えられるが，その詳細な機序は不明な点が多い。

## 4. スルフォニル尿素薬

経口血糖降下薬のなかで最も強力な血糖効果作用をもち，従来から使用されているスルフォニル尿素薬は，表1に示すとおり第3世代まで進化してきている。また，化学構造上スルフォニル基をもたないがスルフォニル尿素薬と同様の機序でインスリン分泌を促すナテグリニド等の速効型インスリン分泌促進薬も開発されている。

スルフォニル尿素薬は膵β細胞膜のスルフォニル尿素が特異的に結合する受容体を介して，膵β細胞からのインスリンの分泌を促進させるため，スルフォニル薬が効果を示すためには内因性のインスリン分泌能が保たれている必要がある。よってある程度インスリン分泌能が保たれている2型糖尿病患者が適応となる[1]。

副作用としては，その半減期の長さから低血糖発現の可能性を常に念頭におかなければならない。特に高齢者や腎機能の低下した患者では十分に注意する必要がある。

薬剤誘起性肺炎を起こす頻度は不明であるが，まれであると考えられる。頻度の項で既出したが，第1世代のスルフォニル尿素薬であるトラザミドは好酸球性肺炎を来したという報告があり[3]，第2世代のスルフォニル尿素薬であるグリベンクラミドでも好酸球性肺炎を来したという報告が2例ある[4,5]。また，グリクラジドでは好酸球性の胸水を来した例が報告されている[6]。頻度は少ないが注意が必要であろう。

## 5. ビグアナイド薬

　経口血糖降下薬のなかで最も歴史の古いものであるが，重篤な乳酸アシドーシスを起こすことから，近年はほとんど使用されていなかった。しかし，糖尿病の早期において膵β細胞のインスリン分泌能を疲弊させないことが重要という考え方が標準的になってきており，ビグアナイド薬は膵外組織に作用して血糖低下をもたらすことから，再注目されてきている[1]。

　主な作用は肝臓での糖新生の抑制，末梢組織でのインスリン感受性の改善，腸管からの糖吸収抑制と，膵外作用が中心であり，肥満を助長しないという大きな特徴がある。

　副作用としては，重篤なものとして乳酸アシドーシスがあり，ほかに消化器症状などがある。

　薬剤誘起性肺炎を起こす頻度はごくまれであると考えられるが，メトフォルミンによって血管炎と肺炎を来した例が報告されている[7]。

## 6. α-グルコシダーゼ阻害薬

　食後高血糖を抑制することは動脈硬化，網膜症，腎症などの合併症を抑制する点からも非常に重要である。α-グルコシダーゼ阻害薬は，小腸粘膜上皮細胞に存在するマルターゼ，スクラーゼなどのα-グルコシダーゼに結合することで，小腸における糖質の消化，吸収を遅延させ，食後高血糖を抑制する[1]。

　副作用としては低血糖，消化器症状，重篤な肝機能障害などが挙げられるが，薬剤誘起性肺炎の報告は今のところない。しかし，α-グルコシダーゼ阻害薬は，*Actinoplanes*属，*Streptomyces*属という放線菌の培養液中から分離された薬剤であることからも，今後とも注意深くみていく必要があろう。

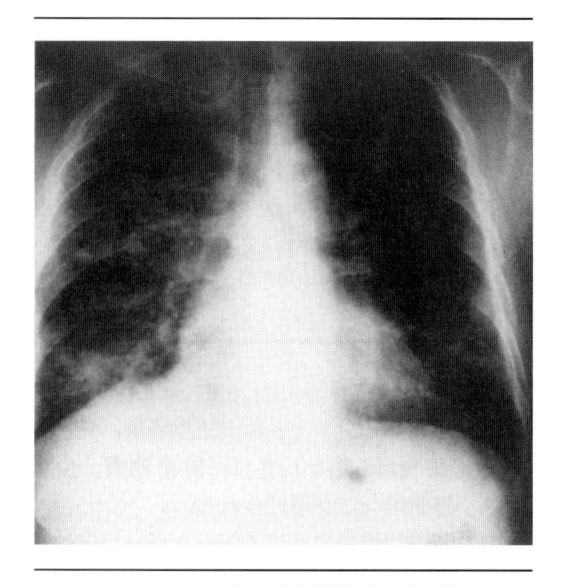

図1　症例の入院時胸部単純X線写真

## 7. 症 例

当科で経験したグリベンクラミドが原因と考えられる薬剤誘起性肺炎の症例を示す[4]。

- ■症　例：76歳，男性。
- ■主　訴：呼吸困難，発熱，全身倦怠感。
- ■家族歴：兄，前立腺癌，気管支喘息。
- ■喫煙歴：2本/日×10年。
- ■既往歴：小学生時より慢性副鼻腔炎，55歳時より糖尿病（74歳より内服治療）。
- ■現病歴：2年前より糖尿病にて，近医でボグリボース内服を含む治療を受けていた。6月初旬より全身倦怠感と食欲低下を認め，AST 120IU/$l$，ALT 80IU/$l$と上昇を認めたため薬剤性肝障害が疑われ，ボグリボースを中止し，グリベンクラミドに変更した。以後も全身倦怠感が強かったため，6月23日に他院へ入院した。入院当時より38℃台の発熱を認め，次第に呼吸困難が進行した。抗菌薬を投与したが効果はなかった。6月29日の胸部単純X線写真上，間質性肺炎が疑われ，6月30日に当科へ紹介入院となった。
- ■現　症：体温38.6℃。黄疸はなかった。胸部全肺野にfine cracklesを聴取した。皮疹は認めなかった。
- ■検査所見：WBC 7,350/$\mu l$，分画では好中球63％であった。AST 73IU/$l$，ALT 25IU/$l$であり，LDHは1,346IU/$l$と著増していた。CRP 14.4mg/dlと上昇し，赤沈は1時間値92mmと亢進していた。抗核抗体は陰性であった。動脈血液ガス分析では，$Pa_{O_2}$ 44.0 Torr，$Pa_{CO_2}$ 32.5 Torrと低酸素血症を認めた。また，A–$aD_{O_2}$は65.3 Torrと開大していた。
- ■入院時胸部X線写真：肺の両側にびまん性のスリガラス様陰影を認めた。陰影は中下肺野優位であった（図1）。
- ■胸部CT：両肺の腹側，胸膜側優位にpanlobular patternのスリガラス様陰影を認めた（図2）。

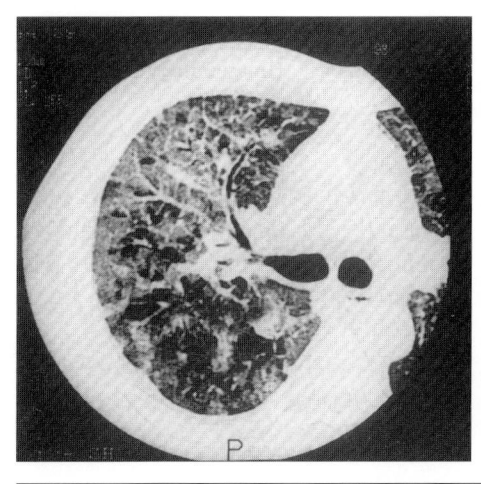

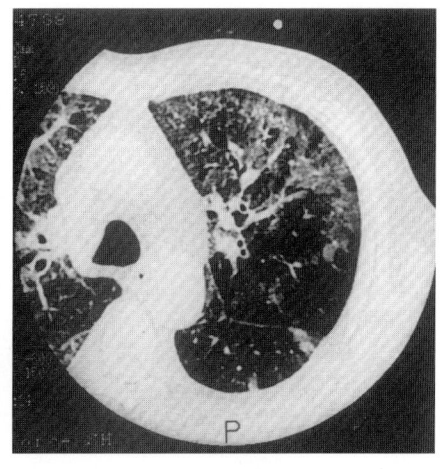

図2　症例の胸部CT

■気管支鏡検査：呼吸状態が不良のため，BAL，TBLBは施行せず，細菌学的検査のみ行ったが有意な菌は証明されなかった。

　入院当日に採取した末梢血を用いて，DLSTを施行したところ，グリベンクラミドが陽性（S.I. 194％）であった。ボグリボースをはじめ，経過中投与された他の薬剤はすべてDLST陰性であった。

■治　療：原因薬剤の中止とステロイドパルス療法施行し低酸素血症および胸部X線写真上陰影の改善を認めた。以降プレドニゾロン経口投与を30mg/日より開始し，漸減した。

　プレドニゾロン経口投与終了後，グリベンクラミド，ボグリボース等について皮膚パッチテストを施行したところ陰性であった。

　以上より，皮膚パッチテストは陰性ではあったが，DLSTでグリベンクラミドのみが陽性であり，原因薬剤の可能性が高いと判断した。

## 8. おわりに

　薬剤誘起性肺炎に関して，最近は肺線維症，非心原性肺水腫，急性肺傷害，好酸球性肺炎，器質化肺炎，胸膜病変等，病理組織学的な病態による分類も提唱されている[12)][13)]。これはそれぞれの病態に関して，その病態を起こしやすい薬剤を列挙，分類しているのであるが，胸部X線写真上異常影を認めた時には薬剤の可能性を常に疑う必要があり，その画像所見と特徴から病態を推定し，病歴や検査所見等も含めて確定診断につなげていく過程において，この分類は非常に有意義であると考えられる。

　しかし，ある薬剤は必ずこの型の病態を来すと決まっているわけではなく，あらゆる病態を来す可能性のある薬剤がほとんどであり，あくまでも症例と経験の蓄積によってだんだん分かってきた「傾向」としてとらえるべきものであると考えた方がよいであろう。

　実際，肺傷害を起こしやすい薬剤と起こしにくい薬剤が存在することは明らかである。肺傷害を起こしにくいと考えられている薬剤では，報告も少なく傾向も分からないため，画像上も多彩な陰影をとりうることとなる。ということになれば，典型的な好酸球性肺炎の病態をとるときのみ薬剤誘起性肺炎が疑われることになり，実際にはその可能性すら見逃していることも多々あるものと推定される。

　糖尿病薬に関しては，これまで糖尿病薬による薬剤誘起性肺炎の報告はほとんどないため，比較的，肺傷害を起こしにくい薬剤と考えるのが自然である。わが国においては，1991～1999年の薬剤誘起性肺炎の原因薬剤は，総数338例中，抗癌薬40例，抗菌薬49例，消炎鎮痛薬30例，漢方薬78例，降圧薬2例などという調査があり[11)]，糖尿病用薬が当施設の1例であることから考えても頻度は低いと考えてよいだろう。

　しかし，糖尿病患者数の爆発的な増加から，糖尿病薬が使用される症例も増加してきており，今後，薬剤誘起性肺炎を発症する症例も増えてくることも予想されるため，その可能性があることを認識する必要がある。

## 【文　献】

1) 清野　裕, ほか. 特集：糖尿病：診断から自己管理まで. 日本内科学会雑誌. 2000; 89: 1491-641.
2) 日本糖尿病学会, 編. 糖尿病薬治療ガイド2002-2003. 東京：文光堂, 34-8.
3) Bondi E, Slater S. Tolazamide-induced chronic eosinophilic pneumonia. Chest 1981; 80: 652.
4) 石橋里恵, 高木陽一, 尾崎真一, ほか. グリベンクラミドが原因と考えられる薬剤性肺炎の1例. 日胸　1999; 58: 758-62.
5) Clarke BF, Campbell IW, Ewing DJ, et al. Generalized hypersensitivity reaction and visceral arteritis with fatal outcome during glibenclamide therapy. Diabetes 1974 ; 23: 739-42.
6) Tzanakis N, Bouros D, Siafakas N. Eosinophilic pleural effusion due to gliclazide. Respir Med 2000; 94: 94.
7) Klapholz L, Leitersdorf E, Weinrauch L. Leucocytoclastic vasculitis and pneumonitis induced by metformin. Br Med J 1986; 293: 483.
8) 斉藤泰晴, 鈴木栄一. 薬剤性肺疾患. 呼吸 2003; 22: 205-11.
9) Sostmann HOD, Mathay RA, Putman CE. Cytotoxic drug-induced lung disease. A J Med 1977; 62: 608-15.
10) 浦　哲朗, 小西一樹, 田村昌士. リンパ球刺激試験で原因薬剤を推定できた薬剤性肺炎の2症例. 日胸 1985; 44: 480-6.
11) 近藤有好. 薬剤による肺障害. 結核 1999; 74: 33-41.
12) 山田和人, 大田　健. 薬剤誘起性間質性肺炎. 呼吸と循環 1998; 46: 657-63.

# 漢方薬による薬剤誘起性肺炎・肺障害

## 1. はじめに

　薬剤誘起性（間質性）肺炎・肺障害の原因薬剤は時代とともに変化がみられ，薬剤の使用頻度の変遷や新薬の開発による新しい治療法の導入により，抗癌薬・免疫抑制薬などから抗菌薬・抗リウマチ薬・生物学的製剤・漢方薬・分子標的治療薬などへと変化しており，原因と考えられる薬剤の数も増加の一途をたどっている[1]。漢方薬は従来副作用が少なく比較的安全な薬剤と考えられていたが，1989年の築山ら[2]の小柴胡湯による薬剤誘起性肺炎の報告以来，漢方薬による薬剤誘起性肺炎・肺障害の報告例が急速に集積されつつある。また1996年には厚生省（現・厚生労働省）より，小柴胡湯による薬剤誘起性肺炎死亡例10例の報告がなされると同時に，緊急安全性情報も出され大きな社会問題ともなった。本稿では原因薬剤として最も頻度の高い小柴胡湯による薬剤誘起性肺炎・肺障害を中心に，漢方薬による薬剤誘起性肺炎の種々の病態とその臨床像について概説し，過去の報告例をもとに薬剤誘起性肺炎発症の観点から，漢方薬を使用する際の注意点について述べる。

## 2. 原因薬剤となる漢方薬

　薬剤誘起性肺炎を誘起する代表的な漢方薬は小柴胡湯であるが[3]，その他に頻度の高い漢方薬として柴苓湯，柴朴湯，黄連解毒湯，乙字湯などがあり，症例報告や医薬品等安全性情報などからは半夏瀉心湯，清肺湯，防風通聖散，柴胡桂枝湯，柴胡桂枝乾姜湯，大柴胡湯，麦門冬湯，柴胡加竜骨牡蛎湯，辛夷清肺湯，清心蓮子飲，十全大補湯，六君子湯，加味逍遥散，片仔廣，桂枝茯苓丸料などによる薬剤誘起性肺炎が報告されている。

## 3. 漢方薬による薬剤誘起性肺炎・肺障害の病態

　薬剤誘起性肺炎・肺障害の反応性病理・病態像としては過敏性肺炎（hypersensitivity pneumonitis，以下HP），非特異性間質性肺炎（nonspecific interstitial pneumonia，以下NSIP），びまん性肺胞障害（diffuse alveolar damage，以下DAD），器質化肺炎（organizing pneumonia，以下OP），閉塞性細気管支炎（bronchiolitis obliterance，以下BO），好酸球性肺炎（eosinophilic pneumonia，以下EP），非心原性肺水腫（noncardiogenic edema，以下NCE）などが主に認められるが[4]，漢方薬による薬剤誘起性肺炎・肺障害においても同様にHP，NSIP，OP，EP，DAD，NCEなどの種々の病態が報告されている。

HPの臨床経過は急性（おおよそ1カ月以内）で，薬剤による過敏性反応がその病態として考えられている。過去に起因薬剤あるいは起因薬剤の構成成分の服用によりすでに感作が成立しており，再度同一薬剤の服用によるアレルギーが発症機序に深く関与している。病理学的には間質へのリンパ球を主体とした炎症細胞浸潤を伴う間質性肺炎像で，しばしば類上皮細胞肉芽腫の形成も認められる。

　NSIPは，亜急性から慢性の経過で進行する間質性肺炎で，病理学的には間質への単核性炎症細胞浸潤が主体で，経過に応じて種々の程度に間質の線維化が認められる。また気腔内の滲出に伴う肉芽組織の形成も時に認められる。漢方薬による薬剤誘起性肺炎の多くは，服薬開始から症状発現までの期間が1カ月以上で，その大部分の症例で気管支肺胞洗浄液（以下BALF）中のリンパ球比率の増加が認められている。また病理組織学的にも間質の単核性炎症細胞浸潤を主体とした間質性肺炎像を呈しており，漢方薬による薬剤誘起性肺炎の多くはNSIPに合致する所見を呈していると考えられる。

　DADは急性の経過で，その病態は急性呼吸窮迫症候群（acute respiratory distress syndrome，以下ARDS）に合致する。発症後1週間以内の滲出期は肺胞および間質の水腫と，肺胞入口部を塞ぐ硝子膜形成とその器質化が特徴的所見であり，1～2週以後の増殖期はII型肺胞上皮細胞の過形成や線維芽細胞の増生が認められ，以後の線維化期へと移行する。漢方薬により薬剤誘起性DADを呈した症例を文献的に検討すると，原因となった漢方薬は小柴胡湯で，基礎疾患としてHCV抗体陽性の慢性肝炎や肝硬変を有しており，ステロイド治療に抵抗性で死亡している。このように漢方薬の中でもとりわけ小柴胡湯のC型慢性肝炎・肝硬変（とりわけ肝硬変）への投与は，DADの病態を誘起する可能性が高いことが推察されている。

　OPは亜急性に経過することが多く，病理学的には気腔内にポリープ状の肉芽組織の形成と間質への単核性炎症細胞浸潤が認められる。細気管支内腔を閉塞するように肉芽組織の形成がみられ，周囲にリンパ球の浸潤が認められるBOを伴うこともあり，その場合はBOOPと呼称される。漢方薬による間質性肺炎の病理組織像は，そのほとんどがTBLBにより得られたものであり，BOの所見を確定するのは困難なことが多い。TBLBの組織像でOP像が主体の場合は，病型としてはOPと考えるのが妥当である。

　EPは，慢性好酸球性肺炎と急性好酸球性肺炎の病型が代表的である。慢性好酸球性肺炎は，肺胞腔や間質に好酸球を主体とした炎症細胞浸潤が認められ，時に好酸球性膿瘍や器質化肺炎，閉塞性細気管支炎の像を伴うこともある。BALF中の好酸球比率の上昇が特徴的所見であり，同時にリンパ球比率の上昇を伴っていることも多い。また末梢血の好酸球増多や血清IgEの上昇もしばしば認められる。急性好酸球性肺炎は，1週間以内の急性経過で発症し，著明な低酸素血症と小葉間隔壁の肥厚やびまん性肺浸潤影を呈し，BALF中には著明な好酸球増多が認められる。病理学的には，肺胞腔内にフィブリンの析出，好酸球・リンパ球の浸潤がみられ，肺胞壁への好酸球・リンパ球の浸潤と浮腫性肥厚，II型肺胞上皮細胞の腫大なども認められる。漢方薬による好酸球性肺炎は報告例は多くはないが，慢性・急性の両者の病型の報告がみられる。

　NCEは，薬剤による肺毛細血管内皮細胞障害とそれに引き続く肺毛細血管の透過性亢進により，

間質の水腫とさまざまな程度の肺胞上皮障害を呈する病態である。薬剤性のNCEの機序は薬剤本来の特異的作用によるもの，薬剤の容量過多によるもの，過敏性アレルギー機序によるものに分類されているが，漢方薬によるNCEはDLST陽性所見を呈することが多いこと，ステロイドに対する反応性は良好で，ステロイド治療や持続的陽圧換気の併用により病態の改善は比較的急速であることなどから，アレルギー機序に起因したもので肺胞上皮の障害は軽度であると考えられている。

## 4. 漢方薬による薬剤誘起性肺炎・肺障害の臨床像

漢方薬による薬剤誘起性肺炎・肺障害の報告例について，詳細な記載のある報告例52症例のまとめを表1に示しているが，小柴胡湯によるものが31例，大柴胡湯と小柴胡湯によるものが1例，黄連解毒湯と小柴胡湯によるものが1例，柴苓湯によるものが5例，柴朴湯によるものが5例，乙字湯によるものが2例で，そのほかは十全大補丸と双料杞菊地黄丸1例，桂枝茯苓丸料1例，六君子湯1例，加味逍遥散1例，半夏瀉心湯1例，片仔癀1例，防風通聖散1例であった。発症年齢は16～80歳までにみられたが，50歳以上が52症例中47例（90％）と大多数を占め，性別は男性27例，女性25例と性差は認められなかった。薬剤誘起性肺炎・肺障害発症までの漢方薬投与期間は2時間～4年と多岐にわたっていたが，20日未満の症例が15例（29％），20日～6カ月未満の症例が30例（58％），6カ月以上の症例が7例（13％）であり，87％の症例が6カ月未満に発症しており，とりわけ20日～6カ月未満の発症が半数以上を占めていた。検査所見では白血球数は3,200～18,000/$\mu$lと正常値から高度上昇まで認められたが，平均値は8,695/$\mu$lとほぼ基準値内であった。CRPは0.14～23.2mg/dlと正常から高度上昇まで認められ，平均値は8.2mg/dlと中等度に上昇していた。血液ガスは$PaO_2$が吸入気酸素濃度100％（$FiO_2 = 1.0$）で144mmHgと著明な低酸素血症を呈した症例から，室内気で90.9mmHgと正常であった症例まで存在したが，ほとんどの症例で著明な低酸素血症と低二酸化炭素血症が認められており，著明な低酸素血症は漢方薬による薬剤誘起性肺炎・肺障害の特徴の一つと考えられた。肺機能所見では，施行された症例で軽～中等度の拘束性換気障害と，中等～高度の拡散障害が認められた。BALF所見は，総細胞数の増加に加え，細胞分画でリンパ球比率が20％以上の症例が34症例中29例（85％）に，リンパ球のCD4/CD8比が1.0以下の症例は32症例中26例（81％）に認められ，BALF中のリンパ球増多とCD4/CD8比の低下は高率に認められる所見であった。他の細胞分画では，好酸球比率が10％以上の症例が34症例中6例（18％）に，好中球比率が10％以上の症例が34症例中10例（29％）に認められた。薬剤誘起性肺炎・肺障害の診断根拠の一つである薬剤リンパ球刺激試験（DLST）は，漢方薬の構成生薬も含めて陽性を示した症例が末梢血で44症例中33例（75％）に認められ，BALFリンパ球に対して陽性を示した症例が4例認められた。ほかに白血球遊走阻止試験（leukocyte migration inhibition test，以下LMIT）陽性が1例認められ，合計49症例中38例（78％）が漢方薬あるいはその構成生薬に対して陽性反応を示していた。チャレンジテスト（誘発試験）は10例に施行され，10例全例にチャレンジテスト陽性所見が得られていた。治療は，薬剤中止のみで軽快した症例が13症例，ステロイド薬の投与がなされた症例が39症例で，予後は生存が49例，死亡が3例であった。以上より

症例報告からみた漢方薬による薬剤誘起性肺炎・肺障害の臨床像は、以下のようにまとめることができる。①原因となる漢方薬は半数以上が小柴胡湯で、50歳以上の中高年の発症が90％と大多数を占める。②発症までの服薬期間は約3割が20日未満、約6割が20日〜6カ月未満で、おおよそ9割の症例が服薬開始から6カ月未満に発症する。③軽度の白血球上昇が約半数に認められ、CRPは中等度に上昇する。④大多数の症例で著明な低酸素血症がみられる。⑤BALF中の総細胞数増多、リンパ球比率の増加、リンパ球CD4/CD8比の低下が高率に認められる。⑥薬剤中止あるいはステロイド療法により、死亡率は6％と比較的予後は良好と考えられるが、C型慢性肝炎・肝硬変（とりわけ肝硬変）患者への小柴胡湯の投与は、致死的になる可能性があり禁忌である。

## 5. 小柴胡湯による薬剤誘起性肺炎の臨床的特徴

副作用報告書を基に検討した小柴胡湯による薬剤誘起性肺炎72症例の臨床像については、詳細な報告がなされている[3]。72症例の平均年齢は63.7歳、男性52例、女性20例で、基礎疾患は慢性肝炎と肝硬変が約80％を占め、HCV抗体陽性率は76.5％であった。既存の肺疾患として、特発性肺線維症が2例に、肺気腫が1例に認められており、小柴胡湯投与開始2カ月以内に発熱、咳嗽、呼吸困難で急性に発症していた。検査所見ではCRPの中等度上昇、LDH高値、著明な低酸素血症が認められており、DLSTは約半数の症例で陽性であった。BALが施行された12症例のBALF所見は、リンパ球と好中球の増加、CD4/CD8比の低下が認められており、胸部単純X線写真所見はスリガラス状陰影の頻度が高く、一部には浸潤陰影も認められていた。また治療と予後については、小柴胡湯の投与中止のみで軽快した症例が約10％、ステロイド薬の投与が行われた症例が約90％で、予後については64例（88.9％）の症例は軽快したが、8例（11.1％）ではステロイド療法が奏効せず死亡していた。改善例と死亡例の臨床像の比較では、死亡例では改善例と比較して、既存に特発性肺線維症などの肺合併症を有する例が多く、薬剤誘起性肺炎発症から小柴胡湯中止までの期間が長く、低酸素血症が高度で呼吸不全の進行例が多かったと報告されている。また、死亡例は基礎疾患として肝硬変の占める割合が高く、HCV抗体陽性率が高率で、CRPが低値である傾向が認められていた。以上より、小柴胡湯による薬剤誘起性肺炎の臨床的特徴としては、C型慢性肝疾患症例に急性型の間質性肺炎で発症することが多く、死亡例の背景因子としては小柴胡湯中止の遅れ、肺線維症などの肺疾患合併例や非代償性肝硬変例への投与が挙げられている。小柴胡湯による薬剤誘起性肺炎の画像所見についての詳細な報告は少ないが、Akiraら[5]、60例の薬剤誘起性肺炎の高分解能CT所見の解析の中で、小柴胡湯による薬剤誘起性肺炎では斑状の浸潤影を伴ったびまん性のスリガラス状陰影が主体で、小葉間隔壁の肥厚や小葉中心性粒状陰影も約半数に認められると報告している。

## 6. 漢方薬による薬剤誘起性肺炎・肺障害の発症機序

薬剤誘起性肺炎・肺障害の発症機序は、一般には細胞障害性機序によるものとアレルギー性機序

表1 漢方薬による薬剤誘起性肺炎・肺障害の報告例52症例のまとめ

| 症例 | 年齢 | 性 | 漢方薬 | 投与期間 | WBC (/μl) | CRP (mg/dl) | Pao$_2$/Paco$_2$ (mmHg) | %VC (%) | %DLco (%) | BALF総細胞数(/ml) | BALFのリンパ球比率(%) |
|---|---|---|---|---|---|---|---|---|---|---|---|
| 1 | 71 | F | 小柴胡湯 | 6M | 5,500 | 1.2 | 45.7/32.4 | | | | |
| 2 | 58 | M | 小柴胡湯 | 3M | 8,200 | 0.14 | 74.2/36.3 | 60.7 | 57.3 | | |
| 3 | 56 | M | 小柴胡湯 | 22D | 10,500 | 4+ | 37.8/29.3 | | | | |
| 4 | 49 | F | 小柴胡湯 | 2M | 10,700 | 8.7 | 46.0/32.4 | 66.7 | 45.4 | 4.2 × 100,000 | 37.5 |
| 5 | 66 | M | 小柴胡湯 | 3M | 8,500 | 4.3 | 58.5/38.2 | | | 4.6 × 100,000 | 25 |
| 6 | 66 | M | 小柴胡湯 | 20D | 8,000 | 11.3 | 35.7/31.4 | 66 | 59.2 | 7.3 × 100,000 | 31.5 |
| 7 | 59 | M | 小柴胡湯 | 25 D | 5,300 | + | 29/34.8 | | | | |
| 8 | 62 | F | 小柴胡湯 | 2M | 5,600 | 1.6 | 49.3/35.3 | 73.1 | 30 | | |
| 9 | 73 | M | 小柴胡湯 | 10D | 6,200 | 4.8 | 44.1/ | | | 5.7 × 100,000 | 73 |
| 10 | 63 | F | 小柴胡湯 | 158D | 4,000 | 0.4 | 77.3/ | | | | |
| 11 | 78 | F | 小柴胡湯 | 12D | 9,920 | 2.13 | 55.3/32.8 | | | 3.9 × 1,000,000 | 30 |
| 12 | 56 | F | 小柴胡湯 | 7W | 9,100 | 0.4 | 49.0/32.3 | 97.2 | 73.8 | 6.0 × 100,000 | 7 |
| 13 | 70 | F | 小柴胡湯 | 2M | 7,500 | 3.54 | 58.6/35.4 | 85 | 48 | 2 × 100,000 | 53.9 |
| 14 | 61 | M | 小柴胡湯 | 50D | 9,900 | 8.5 | 26/30.5 | | | 2.6 × 10,000 | 43 |
| 15 | 68 | M | 小柴胡湯 | 80D | 6,000 | 8.1 | 60.6/36.6 | 71.2 | 61 | 1.88 × 100,000 | 38 |
| 16 | 70 | F | 小柴胡湯 | 28D | 3,920 | 4.9 | 68.0/35.4 | | | | |
| 17 | 72 | M | 小柴胡湯 | 14D | 7,890 | 12.3 | 50.0/35.3 | | | 1.6 × 100,000 | 20 |
| 18 | 75 | F | 小柴胡湯 | 12H | 8,800 | 6.5 | 47/32 | 72.4 | | 5 × 100,000 | 52 |
| 19 | 16 | M | 小柴胡湯 | 1D | 14,700 | 5.9 | 41.8/34.8 | | | 4.0 × 100,000 | 12 |
| 20 | 67 | M | 小柴胡湯 | 10D | 8,900 | 2.9 | 61/35.2 | 81 | 54 | 3.3 × 100,000 | 56.5 |
| 21 | 67 | M | 小柴胡湯 | 30D | 8,100 | 6.4 | 31.0/ | 94.6 | 41.8 | 2 × 100,000 | 89 |
| 22 | 60 | M | 小柴胡湯 | 32D | 3,200 | 1.4 | 36.5/ | 74.4 | 0 | 5.1 × 100,000 | 38 |
| 23 | 73 | M | 小柴胡湯 | 45D | 10,000 | 14.3 | 40.9/ | 43.3 | 60.8 | | |
| 24 | 74 | M | 小柴胡湯 | 4D | 12,500 | 6.2 | 35.7/ | | | 0.45 × 100,000 | 0 |
| 25 | 72 | M | 小柴胡湯 | 1,155D | 14,200 | 22.1 | 90.9/ | 100.3 | 75.3 | | |
| 26 | 45 | F | 小柴胡湯 | 7D | 6,180 | 3.7 | 41.2/30.9 (Mask 10l/分) | | | 3.5 × 100,000 | 46 |
| 27 | 66 | F | 小柴胡湯 | 4Y | 7,300 | 2.6 | 67.8/38.3 | 79 | 82.2 | 1.85 × 100,000 | 33 |
| 28 | 71 | F | 小柴胡湯 | 2W | 5,700 | 2.2 | 55.6/34.9 | | | | 87 |
| 29 | 78 | F | 小柴胡湯 | 2Y | 14,810 | 9.45 | 31.7/34.1 | | | | |
| 30 | 54 | M | 小柴胡湯 | 21D | 8,000 | 10.3 | 144/26.8 (FiO$_2$ 1.0) | | | 4.36 × 100,000 | 1 |
| 31 | 80 | F | 小柴胡湯 | 7D | 8,900 | 11.4 | 70.5/33.6 (Mask 5l/分) | | | 1.5 × 100,000 | 25.3 |
| 32 | 51 | M | 大柴胡湯 小柴胡湯 | 4D | 8,680 | 2.2 | 47.6/28.7 | | | 4.43 × 100,000 | 34.8 |
| 33 | 62 | M | 黄連解毒湯 小柴胡湯 | 2M 5D | 11,100 | 12.5 | 45.6/29.6 | 73.7 | 46 | 3.6 × 100,000 | 79.2 |
| 34 | 74 | M | 柴苓湯 | 110D | 9,840 | 23.2 | 39.0/27.6 | | | | |
| 35 | 66 | F | 柴苓湯 | 22D | 10,030 | 14.4 | 41.5/30.8 | 96 | 69 | 2.83 × 100,000 | 47 |
| 36 | 51 | M | 柴苓湯 | 3M | 5,300 | < 0.3 | 73.1/37.9 | 64.1 | | 1.0 × 100,000 | 70.9 |
| 37 | 68 | M | 柴苓湯 | 8D | 9,600 | 11.1 | 38.6/36.6 | | | | |
| 38 | 52 | M | 柴苓湯 | 49D | 11,400 | 17.7 | 65/40 (FiO$_2$ 0.8) | | | | |
| 39 | 56 | F | 柴朴湯 | 5M | 12,900 | 10 | | | | | |
| 40 | 60 | F | 柴朴湯 | 2H | 10,400 | 2.4 | 30.1/33.4 | | | | |
| 41 | 72 | M | 柴朴湯 | 42D | 6,670 | 14.9 | 54.3/34.7 | | | 3 × 100,000 | 42 |
| 42 | 60 | M | 柴朴湯 | 14D | 6,140 | 14.4 | 61.7/37.6 | | | 4.3 × 100,000 | 3 |
| 43 | 63 | F | 柴朴湯 | 45D | 7,700 | 10.43 | 55.4/40.4 (NC 2l/分) | | | 6.0 × 100,000 | 49 |
| 44 | 53 | M | 乙字湯 | 2M | 14,200 | 19.5 | 54.2/37.6 | | | 26.8 × 100,000 | 43.6 |
| 45 | 50 | F | 乙字湯 | 25D | 18,000 | 4.4 | 80.5/33.9 (FiO$_2$ 0.8) | | | | |
| 46 | 50 | F | 十全大補丸 双料杞菊地黄丸 | 6M 6M | 12,000 | 6+ | 84.7/30.9 | 56.4 | 72.3 | | |
| 47 | 48 | M | 桂枝茯苓丸料 | 1M | 7,900 | + | 60.4/30.4 | 83.2 | 46.3 | | |
| 48 | 79 | F | 六君子湯 | 6M | 8,500 | 1+ | 62.7/33.2 | 62 | | 0.3 × 100,000 | 45.9 |
| 49 | 59 | F | 加味逍遙散 | 4D | 5,470 | 16.3 | 68.1/32.0 | | | | 35.8 |
| 50 | 72 | F | 半夏瀉心湯 | 8M | 4,200 | < 0.3 | 78.7/41.1 | 67.6 | 23.9 | 4.0 × 100,000 | 50.5 |
| 51 | 47 | F | 片仔廣 | 3W | 4,900 | 0.8 | 75.8/34.5 | 77.9 | 48.4 | 5.7 × 100,000 | 38.5 |
| 52 | 65 | M | 防風通聖散 | 1M | 9,200 | 17.6 | 66.0/32.0 (NC 2l/分) | | | 3 × 100,000 | 68 |

H; hour, D; day, W; week, M; month, Y; year, BALF; broncho alveolar lavage fluid, LMIT; leukocyte migration inhibition test.

| BALFの好酸球比率 (%) | BALFの好中球比率 (%) | CD4/CD8 | DLST | Challenge test | 治療 | 予後 | 報告者 | 掲載誌 |
|---|---|---|---|---|---|---|---|---|
| | | | (+) | (+) | ステロイド | Alive | 築山邦規 | 日胸疾会誌 1989; 27: 1556 |
| | | | (+) | | ステロイド | Alive | 久保田勝 | 呼吸 1991; 10: 475 |
| | | | (+) | (+) | ステロイド | Alive | 大坊　中 | 日胸疾会誌 1992; 30: 1583 |
| 5.5 | | 0.3 | (+) | (+) | ステロイド | Alive | 妹川史朗 | 日胸 1992; 51; 53 |
| 3 | | 0.57 | (+) | | ステロイド | Alive | 富岡洋海 | 最新医学 1992; 47: 1342 |
| 10 | | 0.42 | BALF(+) | | 薬剤中止 | Alive | 高田信和 | 日胸疾会誌 1993; 31: 1163 |
| | | | | | ステロイド | Dead | 浅妻直樹 | 第11回川崎市医師会医学会要旨集 1994; 41 |
| | | | (+) | | ステロイド | Alive | 伊東俊夫 | 内科 1995; 76: 585 |
| 5 | 1 | 0.3 | (+) | | ステロイド | Alive | 中川　晃 | 日胸疾会誌 1995; 33: 1361 |
| | | | | | ステロイド | Alive | 中川　晃 | 日胸疾会誌 1995; 33: 1361 |
| 5 | 4 | 1.5 | (+) | | ステロイド | Alive | 渡辺浩毅 | 日胸 1995; 54: 575 |
| 0 | 1 | 0.08 | (±) | (+) | 薬剤中止 | Alive | 渡辺昌文 | 日胸 1995; 54: 915 |
| 0.9 | 2.7 | 0.15 | (+) | | 薬剤中止 | Alive | 牧野真人 | 新潟市民病院医誌 1995; 16: 63 |
| 0 | 42 | 1 | (+) | | ステロイド | Dead | 戸島洋一 | 日胸疾会誌 1996; 34: 904 |
| 0 | 12 | 0.05 | (+) | | ステロイド | Alive | 戸島洋一 | 日胸疾会誌 1996; 34: 904 |
| | | | (±) | | 薬剤中止 | Alive | 山脇　功 | 日胸疾会誌 1996; 34: 1331 |
| 0 | 1 | 0.34 | (+) | | 薬剤中止 | Alive | 山脇　功 | 日胸疾会誌 1996; 34: 1331 |
| 17 | 9 | 3.8 | BALF(+) | | 薬剤中止 | Alive | 土井義之 | 日胸 1996; 55; 147 |
| 50 | 0 | 2.1 | (+) | | ステロイド | Alive | 小橋吉博 | 日胸疾会誌 1997; 35: 1372 |
| 1.5 | 10.5 | 0.29 | (+) | (+) | ステロイド | Alive | 中島正光 | 日胸疾会誌 1997; 35: 813 |
| 3 | 0 | 0.09 | (+) | | ステロイド | Alive | 畠山　忍 | 日胸疾会誌 1997; 35: 505 |
| 24 | 15 | 1.02 | (-) | | ステロイド | Alive | 畠山　忍 | 日胸疾会誌 1997; 35: 505 |
| | | | (+) | | ステロイド | Alive | 畠山　忍 | 日胸疾会誌 1997; 35: 505 |
| 0 | 0 | 0.29 | (+) | | ステロイド | Alive | 畠山　忍 | 日胸疾会誌 1997; 35: 505 |
| | | | (-) | (+) | ステロイド | Alive | 畠山　忍 | 日胸疾会誌 1997; 35: 505 |
| 4 | 6 | 0.15 | (+) | | ステロイド | Alive | 宮崎英士 | 日呼吸会誌 1998; 36: 776 |
| 8.5 | 24 | 0.6 | (-) | | ステロイド | Dead | 富岡洋海 | 日呼吸会誌 1999; 37: 1013 |
| 2 | 9 | 0.44 | (+) | | ステロイド | Alive | 加藤健一 | 日呼吸会誌 1999; 37: 641 |
| | | | (+) | | ステロイド | Alive | 吉田良昌 | 日呼吸会誌 2003; 41: 300 |
| 7 | 9 | | (-) | | ステロイド | Alive | O. Sakamoto | Respirology 2003; 8: 344 |
| 7 | 0.7 | 0.14 | (-) | | ステロイド | Alive | O. Sakamoto | Respirology 2003; 8: 344 |
| 0 | 0.8 | | BALF(+) | | ステロイド | Alive | A. Kawasaki | Am J Chin Med 1994; 22:329 |
| | | | BALF(+) | (+) | | | | |
| 2.6 | 0.2 | 0.06 | (-) | (+) | 薬剤中止 | Alive | 西森文美 | 日呼吸会誌 1999; 37: 396 |
| | | | (-) | (+) | 薬剤中止 | | | |
| | | | (-) | | ステロイド | Alive | 山脇　功 | 日胸疾会誌 1996; 34: 1331 |
| 18 | 9 | 0.33 | (+) | | ステロイド | Alive | 山脇　功 | 呼吸 1997; 16: 485 |
| 2 | 2.5 | 0.14 | BALF(+) | | 薬剤中止 | Alive | 前野敏孝 | 日胸疾会誌 1997; 35: 1347 |
| | | | (-) | | ステロイド＋シクロホスファミド | Alive | O. Sakamoto | Respirology 2003; 8: 344 |
| | | | | | ステロイド | Alive | O. Sakamoto | Respirology 2003; 8: 344 |
| | | | (+) | | ステロイド | Alive | 宗田　良 | 日胸疾会誌 1992; 30: 662 |
| | | | (+) | | ステロイド | Alive | 手丸理恵 | 日胸疾会誌 1994; 32: 485 |
| 6 | 30 | 1.35 | (+) | | ステロイド | Alive | 桂　秀樹 | 日胸疾会誌 1996; 34: 1239 |
| 0 | 10 | 0.15 | (+) | | ステロイド | Alive | 山脇　功 | 日胸疾会誌 1996; 34: 1331 |
| 27 | 2 | 0.2 | 黄ごん(+) | | ステロイド | Alive | 藤井　毅 | 日胸 1999; 58: 39 |
| 7.7 | 30.5 | 0.4 | (-) | 黄ごん(+) | 薬剤中止 | Alive | K. Takeshita | Intern Med 2001; 40: 764 |
| | | | (-) | | ステロイド | Alive | O. Sakamoto | Respirology 2003; 8: 344 |
| | | | (+) | | ステロイド | Alive | 久保田勝 | 呼吸 1991; 10: 475 |
| | | | (+) | | | | | |
| | | | (+) | | 薬剤中止 | Alive | 久保田勝 | 呼吸 1991; 10: 475 |
| 6 | 13.1 | 0.18 | (+) | | ステロイド | Alive | 丸山佳重 | 日胸疾会誌 1994; 32: 84 |
| 8.6 | 37 | 10.2 | (+) | | ステロイド | Alive | Y. Shiota | Intern Med 1996; 35: 494 |
| 3 | 0.8 | 0.62 | 半夏(+) | | 薬剤中止 | Alive | 涌谷典弘 | 日胸疾会誌 1996; 34: 983 |
| 3 | 38 | 0.6 | LMIT(+) | | 薬剤中止 | Alive | 小林義昭 | 日胸疾会誌 1996; 34: 810 |
| 3 | 7 | 0.5 | (+) | | 薬剤中止 | Alive | 松島秀和 | 日呼吸会誌 2002; 40: 955 |

によるものとに大別されているが[6)7)]，漢方薬による薬剤誘起性肺炎・肺障害の場合は，BALF中のリンパ球増多が認められることが多く，DLSTもしばしば陽性になること，ステロイド薬に対する反応も良好なことよりアレルギー性機序によるものが主体をなすと考えられている。しかしながら小柴胡湯投与による死亡例にみられるように，DADの病理像を呈しステロイド薬に不応性の症例も認められ，細胞障害性機序によると考えられるケースも存在する。

　漢方薬は数種類の生薬で構成されている合剤であり，薬剤誘起性肺炎の原因と考えられる漢方薬の各種構成生薬に対してDLSTを施行した報告もみられ，その検討からは黄ごん，柴胡，半夏などがDLST陽性を呈することが多く，これらの生薬が薬剤誘起性肺炎の原因となる可能性が指摘されている。また構成生薬の黄ごんのみにチャレンジテスト陽性を示した乙字湯による薬剤誘起性肺炎の報告もあり[8)]，とりわけ黄ごんは起因生薬として重要であると考えられている。

　漢方薬による薬剤誘起性肺炎・肺障害発症の詳細なメカニズムについては不明な点が多いが，小柴胡湯およびその構成生薬についてはその薬理作用や併存する各種作用について数多くの報告がなされている。小柴胡湯が*in vivo*や*in vitro*でインターフェロン（IFN）誘導能を有すること[9)10)]，C型慢性肝炎患者の末梢血単核球に作用し，顆粒球コロニー刺激因子（granulocyte colony-stimulating factor，以下G-CSF）産生を誘導することなどが報告されており[11)]，IFNやG-CSFにより間質性肺炎やARDSが誘起されることと考え合わせると，小柴胡湯により誘導されるIFNやG-CSFが薬剤誘起性肺炎・肺障害に関与している可能性も推測されている。また漢方薬（とりわけ小柴胡湯）による薬剤誘起性肺炎・肺障害は，C型慢性肝炎・肝硬変を有する患者に発症しやすいことが明らかにされているが，肝機能障害例では薬剤の代謝が阻害されること，免疫調節機構の変調からアレルギー反応が起りやすいこと，特発性肺線維症ではHCV抗体陽性率が高く，間質性肺炎の原因の一つとしてHCVの関与を指摘する報告[12)]もあることなどから，C型慢性肝炎・肝硬変では間質性肺炎を発症しやすい状態にあり，小柴胡湯が一つのトリガーとなり間質性肺炎・肺障害が発症する可能性が考えられている。また富岡ら[13)]は，小柴胡湯によりDADを呈し死亡したC型肝硬変患者の剖検肺にHCV-RNAを検出し，HCV抗体陽性で組織学的に間質性肺炎の合併が認められない4例の正常肺組織においては，HCV-RNAは検出されなかったと報告しており，間質性肺病変の進展におけるHCVの関与の可能性を指摘している。

## 7. 漢方薬による薬剤誘起性肺炎・肺障害の診断，治療，予防

　漢方薬を服用中の患者に，咳嗽，発熱，呼吸困難などの臨床症状を認めた場合には，薬剤誘起性肺炎・肺障害の可能性を念頭において精査を進めていくことが重要である。とりわけ薬剤誘起性肺炎の報告のある漢方薬を服用している場合には注意が必要である。身体所見上は，fine cracklesを聴取することが多く参考所見となる。上記臨床症状や身体所見に加え，血液ガス所見上の低酸素血症と胸部単純X線写真・CT上のスリガラス状陰影や浸潤陰影が認められた場合には，ただちに原因の可能性のある薬剤（漢方薬）を中止し，過敏性肺炎，膠原病肺，原因不明の間質性肺炎群やウイルス，マイコプラズマ，クラミジアなどの感染性肺疾患などとの鑑別をすみやかに行う必要があ

る．患者の状態に応じて可能であれば早急にBALとTBLBを施行し，BALF所見でリンパ球比率の増加（好酸球や好中球比率の増加を伴うこともある），リンパ球CD4/CD8比の低下，TBLBでリンパ球浸潤を伴う間質性肺炎像や器質化肺炎像が認められた場合には，薬剤誘起性肺炎と過敏性肺炎・膠原病肺などとの鑑別のため，特異抗原に対する特異抗体や自己抗体などの測定も必要となる．末梢血リンパ球に対するDLSTは，約半数の症例で陽性となり補助診断として有用であるが，漢方薬は数種類の生薬の合剤であるため，非特異的反応を惹起することもあり慎重な判断を要する．ほかに漢方薬を構成する各生薬に対するDLSTや，BALF中のリンパ球を用いたDLST，LMIT，パッチテストなども有用な補助診断法であり，適宜施行することにより確定診断のための一助となる．

　薬剤誘起性肺炎の最も確実な診断方法は，被疑薬剤を再投与するチャレンジテストであるが，再投与により不可逆的で重篤な反応を引き起こす可能性があり，原則としては禁忌である．しかしながら，基礎疾患の治療上代替薬剤がなく，治療上必須であると考えられる薬剤に限り，十分なinformed consentを行ったうえで，被疑薬剤の再投与をごく少量から開始せざるをえない場合がある．ただし漢方薬の場合はそのようなケースは非常にまれと考えられるので，チャレンジテストは原則として行うべきではない．

　漢方薬の薬剤誘起性肺炎・肺障害に対する治療に関しては，軽症例は薬剤中止のみで経過を観察してもよいが，中等症以上の症例には早期にステロイド薬の投与が必要である．ステロイド薬の投与量・投与期間に関しては中等量で比較的短期の投与で改善する症例が多いが，ステロイドパルス療法や持続的陽圧換気の併用を必要とする重症例も報告されており，病態に応じたステロイド薬の量の設定と適切な呼吸管理が重要である．

　最後に漢方薬による薬剤誘起性肺炎・肺障害の発症と重症化を防ぐためには，①薬剤誘起性肺炎・肺障害の報告のある漢方薬を使用する際には発熱，咳嗽，呼吸困難などの症状の出現には細心の注意をはらい，上記症状が認められた場合には，薬剤誘起性肺炎の可能性も念頭において早急に胸部単純X線写真，CT，血液ガス分析などの検査を実施する．②漢方薬を処方する際には患者に発熱，咳嗽，呼吸困難などがみられたら服薬を中止し，ただちに医師に連絡をとるよう指導する．また薬剤誘起性肺炎・肺障害が疑われる場合には，原因と考えられる薬剤（漢方薬）はただちに中止する．③既存に特発性肺線維症などの肺線維化病変を有する場合や，HCV抗体陽性で慢性肝疾患（とりわけ肝硬変）を有する場合には，薬剤誘起性肺炎・肺障害の発症の頻度が高く重症化する可能性も高いので，投与に際しては十分に注意する．④小柴胡湯の投与に関してはインターフェロンとは併用しない，肝硬変・肝癌の患者には投与しない，慢性肝炎における肝機能障害で血小板数が10万以下の患者（肝硬変が疑われる）には投与しないといった禁忌事項を順守する，などが重要なポイントである．

　漢方薬は「証」にしたがって治療を行えば有用なことが多く，投与に際し過度に慎重になる必要はないが，薬剤誘起性肺炎・肺障害を誘起しやすい漢方薬と投与禁忌例については十分に精通しておくことが肝要である．

## 【文　献】

1) 近藤有好．薬剤による肺障害．結核 1999; 74: 33-41.
2) 築山邦規，田坂佳千，中島正光，ほか．小柴胡湯による薬剤誘起性肺炎の1例．日胸疾会誌 1989; 27: 1556-61.
3) 佐藤篤彦，豊嶋幹生，近藤有好，ほか．小柴胡湯による薬剤性肺炎の臨床的検討―副作用報告書からの全国調査―．日胸疾会誌 1997; 35: 391-5.
4) Katzenstein A-LA. Katzenstein and Askin's surgical pathology of non-neoplastic lung disease. Philadelphia: W.B. Saunders, 1997; 81-111.
5) Akira M, Ishikawa H, Yamamoto S, et al. Drug-induced pneumonitis: thin-section CT findings in 60 patients. Radiology 2002; 224: 852-60.
6) Cooper JAD Jr, White DA, Matthay RA. Drug-induced pulmonary disease. Part 1: Cytotoxic drugs. Am Rev Respir Dis 1986; 133: 321-40.
7) Cooper JAD Jr, White DA, Matthay RA. Drug-induced pulmonary disease. Part 2: Noncytotoxic drugs. Am Rev Respir Dis 1986; 133: 488-505.
8) Takeshita K, Saisho Y, Kitamura K, et al. Pneumonitis induced by Ou-gon (Scullcap). Intern Med 2001; 40: 764-8.
9) Kawakita T, Nakai S, Kumazawa Y, et al. Induction of interferon after administration of a traditional Chinese medicine, xiao-chai-hu-tang (shosaiko-to). Int J Immunopharmacol 1990; 12: 515-21.
10) Matsuura K, Kawakita T, Nakai S, et al. Role of B–lymphocytes in the immunopharmacological effects of a traditional Chinese medicine, xiao-chai-hu-tang (shosaiko-to). Int J Immunopharmacol 1993; 15: 237-43.
11) Yamashiki M, Nishimura A, Nobori T, et al. *In vitro* effects of sho-saiko-to on production of granulocyte colony-stimulating factor by mononuclear cells from patients with chronic hepatitis C. Int J Immunopharmacol 1997; 19: 381-5.
12) Ueda T, Ohta K, Suzuki N, et al. Idiopathic pulmonary fibrosis and high prevalence of serum antibodies to hepatitis C virus. Am Rev Respir Dis 1992; 146: 266-8.
13) 富岡洋海，橋本公夫，大西　尚，ほか．小柴胡湯服用中に発症した間質性肺炎の1剖検例．日呼吸会誌 1999; 37: 1013-8.

# 和文索引

## ■あ
アセトアミノフェン　127
アミオダロン　80, 107
アレルギー性機序　66, 146
アレルギー性肉芽腫性血管炎　94
アロプリノール　88
アンジオテンシン変換酵素　102

## ■い
異型上皮細胞（bizarre cell）　24
イソニアジド　99
I型肺胞上皮細胞　59
イリノテカン　117
インスリン抵抗性　133
インスリン抵抗性改善薬　133
インターフェロン（IFN）誘導能　146
インターロイキン2　44

## ■え
炎症性腸疾患　73

## ■お
黄ごん　146

## ■か
喀痰細胞診　86
過敏性反応　4
カベルゴリン（カバサール®）　32
カリニ肺炎　52
カルシウム拮抗薬　106
カルジオリピン抗体　108
肝機能障害　9
乾性咳嗽　105
漢方薬　140

## ■き
偽陰性　19
気管支血管束の肥厚　68
気管支肺胞洗浄液　84
器質化DAD　58
器質化肺炎　59
器質化肺炎を伴う閉塞性細気管支炎　59
喫煙習慣　87
気道攣縮　105
キニジン　109
急性間質性肺炎　11, 51
急性間質性肺炎パターン　2
急性好酸球性肺炎　2, 87
急性呼吸促迫症候群　52
急性増悪　116
偽陽性　19
胸膜直下　79
胸膜直下優位　81
巨細胞　72
禁忌　116

## ■く
グリベック™　12
クロラムブシル　79

## ■け
経口血糖降下薬　133
血管神経性浮腫　105
血清KL-6　13
血清KL-6値　93
血栓塞栓形成　48
ゲフィチニブ　11, 13, 116, 118
ゲムシタビン　117
牽引性気管支拡張像　52

## ■こ
抗血小板抗体　49
抗原決定基　101
抗原の局在　5
抗甲状腺薬　41
抗好中球細胞質抗体　37
好酸球性胸水　33
好酸球性肺炎　135
好酸球増多性肺病変　94
好酸球肺炎　83
好酸球分画　84
拘束性　86

## ■さ
細気管支炎　71
柴胡　146
サイトカイン　59
サイトカイン薬　4
細胞障害性Tリンパ球　4
細胞障害性機序　146
細胞性非特異性間質性肺炎　58
柴朴湯　142
座薬　12
サラゾスルファピリジン　88
Ⅲ型アレルギー反応　135

## ■し
ジクロフェナクナトリウム　127
刺激指数（stimulation index）　17
時相の一致　68
消炎鎮痛薬　124
小柴胡湯　13, 140
詳細な問診　132
上皮傷害　126
静脈側血管内皮細胞　59
小葉間隔壁の肥厚　93
小葉中心性陰影　93
小葉中心性粒状陰影　143
小葉内間質の肥厚（小葉内網状影）　93
小葉内網状陰影　69
小葉辺縁優位　79
新規抗癌薬　116
神経Cファイバー　104
慎重投与　116
シンバスタチン　112

## ■す
スタチン系薬　112
スタチン製剤　70
ステップ1　20
ステップ2　20
ステップ3　20
ステロイドの減量　118
ステロイド薬　147

スリガラス状陰影　143
スリンダク　127
スルフォニル尿素薬　133, 135

■せ
生活習慣病　133
セフェム系薬剤　94
潜在性　11

■そ
阻害薬　102
組織型の混在　126
ソタロール　109

■た
大柴胡湯　142
タイプA反応　4
タイプB反応　4
多発性　62

■ち
腸管外病変　73
直接細胞障害　4

■つ
通常型間質性肺炎　1, 121

■て
低酸素血症　86, 142
貼付薬　12

■と
糖尿病の合併　71
糖尿病薬　138
投与歴　15
特発性肺線維症　1, 53

■な
内服チャレンジ　99

■に
肉芽腫　72
ニトロフラントイン　80
認識機構　101

■は
肺血管炎　37

肺血栓塞栓症　37
肺高血圧症　37
肺好酸球浸潤　84
肺静脈閉塞症　48
肺胞腔内器質化　27
肺胞出血　12
肺野濃度上昇　114
肺容量の減少　62
パクリタキセル　117
麦角製剤　32
白血球増加　85
発症のリスクファクター　71
ハプテン　135
ハプテン修飾　92
半夏　146
判定基準　22
晩発性肺傷害　32

■ひ
ピオグリタゾン　133
ビグアナイド薬　133, 136
非区域性　86
非区域性浸潤影　62
非心原性肺水腫　12
非ステロイド系消炎鎮痛薬　124
非特異性間質性肺炎　1
非毒化相　5
ヒドララジン　31
非ピリン系総合感冒薬　124
皮膚症状　9
びまん性肺胞傷害　117
日和見感染症　53

■ふ
フィブラート系薬　112
プラバスタチン　112
ブレオマイシン　116
プロカインアミド　31, 108
プロスタサイクリン　70
プロピルチオウラシル　38
ブロモクリプリン（パーロデル®）　32

■へ
閉塞性細気管支炎　72
ペニシリン系抗菌薬　93
ヘパリン誘起性血小板減少症　49

■ほ
蜂巣肺　58
ポリープ状の線維化巣　64

■ま
末梢血好酸球数　85
末梢血単核球増殖反応　92
慢性好酸球性肺炎　2

■め
メキシレチン　88, 109
メシル酸ペルゴリド（ペルマックス®）　32
メトトレキサート　116
免疫複合体沈着　37

■も
毛細血管漏出症候群　33

■や
薬剤性SLE　108
薬剤認識　5
薬剤負荷試験　16
薬剤誘起性肺高血圧症　46
薬剤誘発性ループス　12
薬物有害反応　1

■よ
葉酸代謝拮抗薬　71
IV型アレルギー　135

■り
リンパ球分画増加　11

■れ
レフルノミド（アラバ™）　13
レボフロキサシン　96

■ろ
ロキソプロフェンナトリウム　127
6型ヘルペスウイルス　83

■わ
ワーファリン　109

# 欧文索引

## ■A
α-グルコシダーゼ阻害薬　133, 136
α-受容体作動薬　44
α受容体遮断薬　106
ACE阻害薬　104
AIP　51
ARB薬剤　106
ARDS様　117
ATS/ERS合同ステートメント　6

## ■B
β₁受容体選択的遮断薬　106
β受容体刺激薬　44
β-受容体遮断薬　44
βラクタム薬　91
BALF所見　142

## ■C
cellular NSIP　68
chronic interstitial pneumonia/fibrosis　79
CRP陽性　85

## ■D
DAD　51, 118, 141
danger signal　4
DIP-like reaction　87
DLST　16
DPT　17
D-ペニシラミン　72

## ■F
fibroblastic focus　79
fibrosing NSIP　68
fibrotic NSIP　114
foamy macrophage　108

## ■H
HHV-6　83, 88
honeycombing　81
HRCT　6

## ■M
MPO-ANCA　43

## ■N
NSIP　141

## ■O
OPパターン　87

## ■P
photographic negative of pulmonary edema　12
PIE症候群　12
pulmonary fibrosis　79

## ■R
rapid acetylator　31

## ■S
slow acetylator　31
small vessel vasculitis　37
SP-A　13
SP-D　13
subpleural curvilinear shadow　62

## ■T
Th1プロフィール　92
Th2タイプ　92
T細胞クローン　92

## ■U
UIPパターン　78, 79, 80

## 薬剤による呼吸器障害
―薬剤使用中はいつも呼吸器に注意を―  〈検印省略〉

2005年3月 1日　第1版第1刷発行
2008年9月20日　第1版第2刷発行

## 定価（本体5,600円＋税）

編集者　吉澤靖之
発行者　今井　良
発行所　克誠堂出版株式会社
〒113-0033　東京都文京区本郷3-23-5-202
電話（03）3811-0995　振替00180-0-196804

ISBN978-4-7719-0286-2 C3047 ￥5600 E　印刷　ソフト・エス・アイ株式会社
Printed in Japan　© Yasuyuki Yoshizawa 2005
・本書の複製権・翻訳権・上映権・譲渡権・公衆送信権（送信可能化権を含む）
　は克誠堂出版株式会社が保有します。
・JCLS ＜㈱日本著作出版権管理システム委託出版物＞
　本書の無断複写は著作権法上での例外を除き禁じられています。複写される
　場合は，そのつど事前に㈱日本著作出版権管理システム（電話 03-3817-5670,
　FAX 03-3815-8199）の許諾を得てください。